かわる！わかる！おもしろい！
コペルニクスなガス交換
毎日の臨床検査から 夢の埋め込み型人工肺まで

氏家良人【監修】
岡山大学名誉教授

北岡裕子【著者】
株式会社JSOL学術顧問
医学博士・工学博士

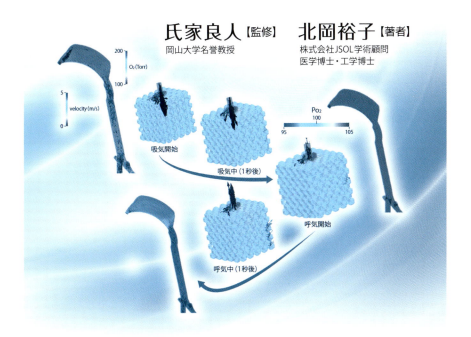

克誠堂出版

■■ 監修者序文 ■■

　この度、北岡裕子女史が『コペルニクスな呼吸生理』の続編ともいうべき、『コペルニクスなガス交換』を上梓した。

　何故、私が女史というかは前作の巻頭の言葉を読んで頂きたい。今回の『コペルニクスなガス交換』も私が監修を担ったが、その役割は、従来の呼吸生理やガス交換の知識に凝り固まっている私をはじめとした呼吸に係わる医療者の代表として、この和服の女史が唱える新しい概念と意見を戦わせることであった。

　私はWestなど偉い先生たちが著した呼吸生理や病態生理を何とか理解し、その理論に臨床経験などを加えて理解している、どちらかというと"呼吸理論崇拝者"であるが、北岡裕子先生はまったく違う。流体力学の4次元解析の研究技術をもとに、理論でなく"実際にやってみる研究者"である。だから、先生の文章は確固とした自信に満ちあふれて書かれている。
　私も論争しながら北岡理論を徐々に理解していったが、まだ完全ではない。ただ、これまで、これしかないと思っていた考え方に、異なる考え方があることを気づかせてくれた。この本は、従来のガス交換の生理や病態生理を理解していなければ、そのおもしろさは半減するかもしれない。ぜひ、両方を勉強して比較することをお薦めする。

　また、私にとってこの本の最も楽しみな箇所は、北岡先生のウィットに富んだコラムである。今回はPPAPも出てくる。1本のペンと1個のリンゴが1体のリンゴペンになるロジックは正しいのか、その危険性は、などが真面目に述べられている。ぜひ、コラムも楽しみにしながら手にとって頂きたい。

　北岡裕子女史は、やはり非凡な研究者であるということをこの本を読んで確認した。皆さんも、是非、一読して頂きたい。

2018年3月吉日

岡山大学名誉教授
氏家　良人

■ 序　文 ■

　3年前の2015年に拙著『コペルニクスな呼吸生理』を上梓させていただいた。本書はその続編である。2014年夏に氏家良人先生に前著の執筆を勧められたときには、ガス交換のシミュレーションを始めたばかりだったので、「呼吸生理」というタイトルにもかかわらず、ガス交換については触れておらず、換気力学が主たる内容だった。3年を経てガス交換のシミュレーションがほぼ完成し、既存の教科書に書いてあるガス交換理論には、換気力学と同様、重大な欠陥があることが明らかになった。

　ガス交換の理論については、臨床医だった頃も漠然とした疑問を抱いていた。しかし、当時は「欧米の高名な専門家が熟慮の末に導き出した理論なのだから、きっと根拠となる論文があり、そこに緻密な考察が述べられているのだろう。今の自分にはそれらの論文を読みこなす能力も時間もないから、とりあえずは、教科書を信じておこう」と思っていた。私だけでなく少なからぬ呼吸器科医の方々がそのように思っておいでだろう。しかし、今回、1940年代の文献までさかのぼって調べたが、根拠となる論文は見いだせなかった。そして、既成概念を排して、肺胞の4次元構造を流体力学と組み合わせて考えると、ガス交換の理論はまったく違うものになること（本書1章、2章）、肺拡散能や血液ガスなどの臨床検査データを合理的に解釈できること（3章、4章）、呼吸管理の方法を改良できること（5章、6章）がわかってきた。さらには、これまで不可能と考えられてきた埋め込み型人工肺も夢ではないと確信するに至った（7章）。

　古代ギリシアの哲学者プラトンに「洞窟の囚人」の比喩がある。洞窟の中で鎖につながれたまま暮らしている人々がいる。彼らは前しか見ることができず、後ろから差し込んでいる明かりを見ることはできないので、壁に映る影を観察して、それらの関係を解明しようと努力している。ある日、彼らのひとりが鎖を断ち切って後ろを振り返り、まったく違う世界が広がっていることに気づく。彼は仲間に自分が見たことを伝えるが、目が眩んでよく見えなかったこともあり、信じてもらえない。しかし、だんだん目が慣れてきて、はっきり見えるようになると、彼は自身の使命を自覚する。仲間の目を明かりの方に向けて、鎖を断ち切ることである。

　我々は誰しも、多かれ少なかれ、既成概念に囲まれて暮らしている。既成

概念のおかげで、やみくもな思考に費やす時間を省略できている。その道の権威が著した教科書は、いわば既成概念の城壁である。既成概念といえども、必要あらば更新されるべきであり、現実との齟齬があれば修正されるべきであるが、呼吸生理学の教科書は、半世紀の間、ほとんど変わっていない。関連分野の進歩にもかかわらず、批判的な論文が皆無だったわけでもないのに、半世紀変わらない教科書は、光の射さない洞窟と同じではないか。

　他学部を卒業してから医学部に入学して医師になる人は、さほどまれではない。しかし、医学部を卒業して臨床経験を経た後に工学部に入学し、医工融合研究を行なっている人間はまれだろう。まれな人間の経験を呼吸器の診療と研究に携わる方々に共有していただきたいという思いから、本書の出版を思い立った。

　研究者が自説を主張する方法として最も効果的なのは、権威ある国際的な学術誌に原著論文を投稿し、査読を経て掲載されることであろう。ただし、学術誌の編集者と査読者は当該分野で主導的な役割を果たしている人物で、学界の共通認識を擁護する立場にある。定説を理論的に批判する論文が採択される確率はきわめて低い。また、雑誌の原著論文という形式は、複数の現象に対して統一的な理論を展開するには、適切とは言い難い。そこで、日本の臨床家に通読していただくのに最も有効な方法として、和文の単行本という形にさせていただいた。前著に引き続きご監修いただいた川崎大学の氏家先生、克誠堂出版編集部の皆様のご支援のたまものである。

　日頃より研究にご協力いただいている大阪大学医学部附属病院呼吸器内科の木島貴志病院教授（現　兵庫医大呼吸器内科主任教授）はじめ医員の先生方に感謝する。また、研究環境をご提供いただいている株式会社JSOLエンジニアリングビジネス事業部の皆様に感謝する。

2018年3月吉日

株式会社JSOLエンジニアリングビジネス事業部
学術顧問
医学博士・工学博士

北岡　裕子

■ 目　次 ■

第1章　ガス交換、ゼロから考えよう

1. 換気とガス交換の関係 …………………………………… 1
2. ガス交換、何が交換されるのか …………………………… 3
3. 肺胞気式を再点検、なぜに呼吸商？ ……………………… 3
4. 肺胞換気量を再点検、単位を揃えよう！ ………………… 5
5. 流体力学にもとづいたガス交換理論の再構築 …………… 8
6. 死腔を再点検、まぼろしの「生理学的死腔」 …………… 10
7. 死腔洗い出し効果をざっくり定量化 ……………………… 12

Column　1-1　PPAPに学ぶ数式のオキテ ………………… 14
　　　　　 1-2　流量（flow rate）と流速（velocity）は違う …… 16

第2章　肺胞で起こっていること

1. 肺胞系の構造 ……………………………………………… 17
2. ガス交換の最小単位は亜細葉 …………………………… 19
3. 肺胞におけるガス分子の移動 …………………………… 20
4. 肺胞の運動によって換気がなされる …………………… 21
5. ガス交換障害の最重要病変は肺胞虚脱 ………………… 24

Column　2-1　開閉するのは、管か口か？ ……………… 27
　　　　　 2-2　同調圧力 ……………………………………… 28
　　　　　 2-3　折り紙による立体認知訓練 ………………… 29

第3章　換気と血流のバランス

1. 簡単なコンパートメントモデルで考える……………………31
   〔換気血流比がどちらのパートも等しい場合/死腔効果/シャント効果〕
2. いろいろな換気血流比……………………………………36
3. 肺内シャントが換気血流不均等分布の本態………………38
4. 肺胞気動脈血酸素分圧較差（AaD_{O_2}）の意味するところ………39

Column 3-1　換気量と気流量の区別………………………43
　　　　 3-2　含気と換気の区別…………………………44

第4章　肺拡散能を徹底解明

1. 拡散能に関する従来の考え方………………………………45
2. 毛細血管通過時間の怪………………………………………48
3. 肺拡散能は有効肺血流量の指標……………………………50
4. 間質性肺炎におけるガス交換障害の本態…………………53
   〔間質性肺炎の「間質」とは/間質性肺炎における肺胞壁の形態変化/D_{LCO}低下の原因は肺胞虚脱による血流シャント〕

Column 4-1　匂いを嗅ぐときクンクンする理由……………57
　　　　 4-2　毛細血管の通過時間について………………58

第5章　非侵襲的人工換気：ハイフローセラピーを中心に

1. ガス交換の異常を機械を用いて是正する…………………59
2. ハイフローセラピーとは……………………………………60
3. ハイフローセラピー下の気流をシミュレート……………61
   〔呼吸器系のコンピュータモデル/計算方法/ハイフローによるCO_2洗い出し/ハイフローによる気道内圧上昇〕
4. 呼気中の気道内圧増加の臨床的意義………………………70
5. ハイフローセラピー vs. NPPV………………………………73

Column	5-1	職業としての学問 …………………………………… 76
	5-2	「着物ビズ」推進運動、続行中 ……………………… 77

第6章　侵襲的人工換気：高頻度換気を中心に

1　ARDSと肺保護換気 ………………………………………………… 79
2　高頻度換気（HFV）に関する従来の考え方 …………………… 82
3　HFV中の気流をシミュレート ………………………………… 83
　〔コンピュータモデルと計算方法/計算結果/極小換気量でも換気がなされるメカニズム/1回換気量と換気効率の関係/換気頻度と気道内圧振幅の関係〕
4　換気回路のデザインによる換気効率の向上 ……………………… 92

Column	6-1	マックス・ウェーバーの死因 ……………………… 97
	6-2	進路指導の思い出 ……………………………………… 98

第7章　埋め込み型人工肺は作れる

1　人工肺について ……………………………………………………… 99
2　肺胞系の4Dモデル ………………………………………………… 100
　〔亜細葉内気流流路生成アルゴリズム/肺胞生成アルゴリズム/肺胞壁に毛細血管を備えた亜細葉モデル〕
3　換気・血流・拡散シミュレーション ……………………………… 105
　〔計算方法/計算結果〕
4　埋め込み型人工肺が備えるべき条件 …………………………… 116
5　埋め込み型人工肺を作ろう ……………………………………… 117

Column	7-1	諏訪紀夫先生の『病理形態学原論』 ……………… 120
	7-2	天動説と地動説 ……………………………………… 121

ix

付録　肺胞折り紙モデルの作り方

1. 折り紙用紙のコピー……………………………………………… 123
2. 肺胞モデルの作成………………………………………………… 123
3. 胎児肺胞管モデルの作成………………………………………… 124
4. 成体肺胞管モデルの作成………………………………………… 125

索　引……………………………………………………………………… 129

第1章

ガス交換、ゼロから考えよう

　呼吸器系の機能は、大気中のO_2を体内に取り込み、CO_2を排出することである。口（もしくは鼻）から吸った空気と、心臓から送り込まれた血液が肺で出会うと、空気中のO_2が血液内に移行し、血液中のCO_2が空気中に移行する。肺内の空気の一部が呼気として排出されるので、吸気中のO_2量と呼気中のO_2量の差し引きが、1回の呼吸サイクルで体内に摂取されるO_2の量である。一方、大気中のCO_2はほぼ0なので、呼気中のCO_2量が、1回の呼吸サイクルで体内から排出されるCO_2の量である。

　こう考えると、口から吸入したO_2が肺内でCO_2に入れ替わって呼出されているとみなせる。ガス交換（gas exchange）とよばれるゆえんである。O_2とCO_2の交換のレートが「呼吸商」で、炭水化物は1.0、タンパク質は0.8、脂肪は0.7なので、平均して0.8とされている。しかし、もっと考えてみると、炭水化物などの代謝は大脳や筋組織といった、エネルギーを大量に消費する臓器で起こっている現象である。肺内でO_2と炭水化物からCO_2が生成される量は、体全体と比べれば微量である。それでは、肺内で行われている「ガス交換」とは、いったいどのような現象なのだろうか。先入観を排して、その実態をゼロから考え直してみよう。

1　換気とガス交換の関係

　「換気は気道内の空気の移動で、ガス交換は肺胞壁における分子の交換」というのが、医学研究者、医療従事者の共通認識であろう（図1-1）。「換気」によって大気が肺胞まで運ばれ、吸入気が肺胞に達すると、そこで「ガス交換」が行われる、という考え方である。

　しかし、「換気」は人体だけに用いられる言葉ではなく、「空気の入れ替え」という意味で、家屋や工場など、社会一般で広く用いられている。物理学的に表現すると、ある領域における空気中の物質の濃度を気流によって変化させることが「換気」である。空気の移動する領域内で物質の濃度に違いがなければ、どんなに強い気流があっても濃度は変化しないので、その場合は「換

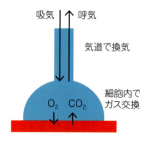

図1-1　換気とガス交換の関係（従来の考え方）

気」ではない。領域内で濃度に違いが生じるのは、どこかでその物質が生成されたり、除去されたりしているからである。気流がない状態だと、濃度の変化は拡散だけのきわめてゆっくりした現象であるが、気流があると、秒単位で濃度が変化する。室内の換気の場合、暖房機器から発生するCOや建材から発生するホルムアルデヒドなどが問題になる。物質の発生量と室内の容積によって、適正な換気量が決まる。つまり、物質の生成除去と気流による輸送をまとめて「換気」と呼んでいる。

　肺の場合は、肺胞腔と肺胞壁内の毛細血管腔を隔てる距離は1μm以下であり、1μmの組織を介して向かいあっている肺胞気と血液のガス分圧は、拡散の効果で等しくなっている。つまり、健常者の場合、肺胞気O_2分圧はおよそ100 Torr、CO_2分圧はおよそ40 Torrである。一方、大気のO_2分圧は（飽和蒸気圧を考慮すると）、およそ150 Torr、CO_2分圧は0 Torrである。肺胞気と大気は気道によって連結されているのに、両者の間に大きな濃度差（分圧差）があるのは、肺胞気が肺胞壁を流れる血液の影響を受けているからである。もしも、肺胞壁の血液量が変わらず、換気のない状態が長時間続けば、肺胞気のO_2分圧は低下し、CO_2分圧は上昇する。肺胞気を常に同じ状態に保つためには、気流による適正な換気が必要で、その換気量は、血流量と肺の容積（＝機能的残気量位）によって決定される。つまり、室内の換気の場合と同じである。肺の場合も、換気の中に「肺胞気へのCO_2の流入と肺胞気からのO_2の除去」という現象と「気流によるガス輸送」という現象の両者が含まれているのである。

2　ガス交換、何が交換されるのか

　大気と肺胞気のガス分圧差に注目すると、O_2の分圧差は50 Torrで、CO_2の分圧差は40 Torrである。「0.8（＝40/50）のレートでガス分圧差が交換された」と解釈することができる。我々は1個1個のガス分子を追跡することはできないので、ガス分圧の変化でガスの移動を認識する。大気と通じている場合は分圧の総和は（飽和水蒸気圧も含めて）大気圧と等しいので、O_2分圧が低下すればCO_2分圧あるいはN_2分圧が増加して大気圧を維持する。つまり、「ガス分圧の交換」である。肺胞壁におけるガスの拡散も、大気と通じている肺胞気のガス分圧の総和が維持されるように行われる。「O_2分子が代謝によってCO_2分子に変換される」という説明を持ち出さなくとも、肺におけるガス分圧の変化がそれぞれのガス分子の移動として理解できる。

　ここまで見てくると、「換気は気道内の空気の移動で、ガス交換は肺胞壁における分子の交換」という従来の考え方には大いに問題があることがわかってくる。換気とガス交換は、呼吸器系の異なる部位で営まれる機能なのではなく、呼吸という機能に含まれる現象の何に注目するかによって呼び方が異なる、と考えるべきなのである。大気と肺の間のガス輸送に関して、ガスの組成を考慮せず、圧や気流量の変化に焦点を当てる場合に「換気」という語が用いられ、ガス組成の変化に焦点を当てる場合に「ガス交換」という語が用いられる、と考えればすっきりするはずである。

　従来のガス交換の考え方には、実は致命的な欠陥が2つある。著者自身、臨床医だった頃には無自覚であったり、漠然とした疑問であったりしたことが、ガス交換のシミュレーションを通して認識させられた欠陥である。一つは肺内で起こっている現象と身体全体で起こっている現象の混同である。これが、肺胞気式に呼吸商が用いられている原因である。もう一つは、空気が流体ではなく固体とみなされていることである。これが、肺胞換気量に関する誤解の原因である。

3　肺胞気式を再点検、なぜに呼吸商？

　肺胞気のガス分圧を直接計測することはできないが、吸入気と動脈血のガス分圧は計測できる。これらの間に一定の関係があれば、肺胞気のO_2分圧

を知ることができる。肺胞気式は肺胞気のO_2分圧をこれらの計測値から推定する式で、世界中の呼吸生理の教科書に記載されている。

$$P_{AO_2} = P_{IO_2} - \frac{P_{ACO_2}}{R} \quad \cdots\cdots (1\text{-}1)$$

Rが呼吸商である。厳密には、右辺にもう一項あるのだが、0にきわめて近いので省略されている。臨床的に重要なのは、肺胞気O_2分圧そのものではなく、肺胞気と動脈血のO_2分圧較差（AaD_{O_2}）であり、以下の式で算出される。

$$AaD_{O_2} = P_{AO_2} - P_{aO_2} = P_{IO_2} - \frac{P_{ACO_2}}{R} - P_{aO_2} \quad \cdots\cdots (1\text{-}2)$$

式1-1が提唱されたのは1940年代であり、当時の文献[1)2)]を直接読んでみたところ、論文著者の考え方には、肺内に存在する空気（すなわち、肺気量）は考慮されておらず、肺胞気と呼気が同等に扱われていることが判明した。つまり、式1-1は、肺内におけるガス交換を記述しているのではなく、吸気と呼気の間にみられるガスの交換を記述しているのである（図1-2）。

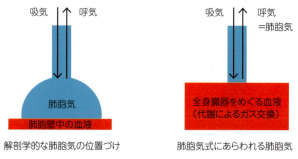

図1-2　解剖学的な肺胞気（左）と肺胞気式の肺胞気（右）

わかりやすく言うと、「口から吸いこんだ酸素（P_{IO_2}）が体内に入り、その一部がCO_2と0.8のレートで交換される（P_{ACO_2}/R）ので、交換されたO_2の分だけ差し引いたO_2（$P_{IO_2} - P_{ACO_2}/R$）が呼出される」ということである。そう考えると、代謝によってO_2とCO_2が交換されるという考え方は妥当であり、交換レートとして呼吸商が用いられるのも妥当のように思われる。この式で計算すると、$P_{IO_2} = 150\,\text{Torr}$、$P_{ACO_2} = 40\,\text{Torr}$の場合、$P_{AO_2} = 100\,\text{Torr}$となり、$P_{aO_2}$にきわめて近い値になる。肺胞気と動脈血の$O_2$分圧較差（$AaD_{O_2}$）がきわめて小さいことを意味しており、健常者の状態によく合致

している。しかし、計算が合っていることは数式自体が正しいことの根拠にはならない。特定の条件下で偶然合致しただけかもしれない。実際、吸入気のO_2濃度が高くなると、健常者であっても式1-2で計算される$AaDo_2$が大きくなることはよく知られている。吸入気のO_2濃度が高いと健常者でも拡散障害が起こるとは考え難い。何がおかしいのか？

　その理由は、呼吸商はガスの含量の比であるのに、肺胞気式の単位は分圧であるからである。血中のO_2はほとんどがヘモグロビンと結合して運搬されるが、ヘモグロビンのO_2飽和度は血中O_2分圧が100 Torr以上になるとほとんど変化しないので、O_2含量とO_2分圧の関係は比例しなくなる。また、CO_2は腎性の調節を受けるので、O_2分圧の変化とCO_2分圧の変化に一定の関係が成立するわけではない。式1-1は理論的に構築された式ではなく、健常者が室内気を吸入している状況で値が合致するように作られたものである。吸入気のO_2濃度が増加すると奇妙な値になってしまうのはそのためである。そもそも、肺胞壁では有機物の代謝はほとんど行われていない。血中O_2分圧は代謝による分子の変換（＝呼吸商）とは直接の関係はない。式1-1は、含量について成立する関係（＝呼吸商）が分圧に対して適用された、誤った式なのである。それでは、肺胞気ガス分圧や$AaDo_2$について、どのように考えればよいだろうか。第3章で詳しく説明する。

4　肺胞換気量を再点検、単位を揃えよう！

　呼吸生理学の教科書には、肺胞換気量（alveolar ventilation）という語があらわれる。1回換気量（tidal volume）が、1回の呼吸サイクルで口から出入りする空気の量であるのに対して、肺胞換気量は、1回の呼吸サイクルで肺胞領域で換気される空気量であるとされている。口から肺胞に至るまでの気道の領域ではガス交換は行われないので、死腔（dead space）とよばれている。1回換気量（V_T）、肺胞換気量（V_A）、死腔容積（V_D）の間には、以下の関係があると、世界中の教科書に記載されている。

$$V_A = V_T - V_D \quad \cdots\cdots (1\text{-}3)$$

　成人の死腔容積は安静呼気時で140 ml程度である。1回換気量は600 ml程度である。この式によると、$V_T < V_D$のときは、肺胞換気量が0以下になるので、有効な換気はなされないとされている。しかし、呼吸数を高頻度

（5〜10Hz）にすると、振動によって拡散が強化されガス輸送が行われる、というのが呼吸管理に携わる医療者の共通認識である。しかし、残念ながら、成人・小児に対する高頻度換気法の臨床効果は、近年の大規模臨床試験で否定されている[3)4)]。

そもそも、「$V_T < V_D$のときは有効な換気は行われない」というのは臨床的な経験事実と異なる。長い闘病の末に死期が迫ると呼吸は徐々に浅くなり、いわゆる「虫の息」の状態になる。終末期の1回換気量を計測した論文は見つけられなかったが、死腔容積以下になっていると推測される。「$V_T < V_D$のときは有効な換気は行われない」ということが正しいならば、呼吸停止時と同様に、数分後には心停止に至るはずであるが、無処置であっても数時間、長いときには数日間、存命である。わずかであれ換気が行われていると考えざるを得ない。著者自身、臨床医だった頃に疑問を抱いたのであるが、当時は「欧米の高名な専門家が熟慮のうえに構築した理論なのだから、難解であっても確固とした根拠があるのだろう」と思っていた。最近あらためて半世紀以上前の論文を調べ直したが、根拠となる論文を見つけることはできなかった。

臨床的な事実とは別に、実は、$V_A = V_T - V_D$という数式は、明白に誤りである。これらの3つのうち、V_AとV_Tは容積変化量であるが、V_Dは容積自体である。数式が成立するためには、それぞれの項が同じ量であることが必須である（COLUMN 1-1をお読みいただきたい）。この式が成立するためには、V_Dは死腔容積ではなく死腔の容積変化量でなければならない。呼吸サイクル中の死腔の変化量は1回換気量に比べて無視し得るので、肺胞換気量は1回換気量とほぼ等しい。吸気終末時の肺胞領域の容積は吸気開始時よりもV_Tだけ増え、呼気終末に元に戻る。つまり、肺胞領域はV_Tの空気量で換気されているのである。

$V_A = V_T - V_D$という式は、空気を流体ではなく固体とみなす考え方に由来している。空気がトコロテンのような塊（bulk）として移動するという考え方である（図1-3）。

この考え方によると、死腔領域の空気と吸入気は混じりあわず、それぞれが一定のガス濃度を保ったまま移動する。そして、吸入気のうち、肺胞領域に達した空気、量にすると$V_T - V_D$だけがガス交換に与かることになる。しかし、実際の肺で起こっていることはこうではない。肺胞領域は機能的残気量位（FRC）に相当する空気で満ちており、吸気終末には1回換気量の分だけ容積が増加する。吸入気は気流に乗って移動し、死腔内の空気と混じりあ

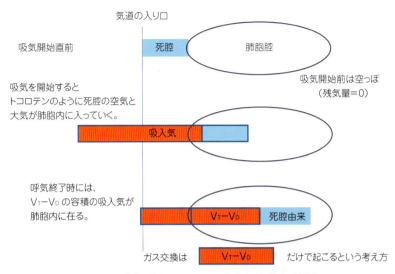

図1-3 空気がトコロテンのように移動する場合

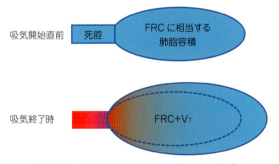

図1-4 空気が流体として移動する場合

いながら肺胞に達する（図1-4）。

　死腔内の空気と吸入気がどのように混じりあうかは、後述するように気流の物理学的性質を考慮しなければならないが、ごく簡単な推定法を以下に紹介する。死腔領域と肺胞領域の間に弁があって、呼気が終了すると弁が閉じるとしよう。吸気相で吸入された空気はいったん死腔領域にとどまり、空気が混じりあってから、弁が開放し、吸入気と同じ量の空気が肺胞領域に流入するとしよう。そう考えると、図1-4の2つの状態の間に、図1-5のような仮想的な中間段階が想定される。現実にこのようなことが起こるのではないが、死腔領域におけるガス混合を簡単に表したものとご理解いただきたい。

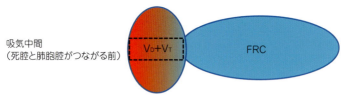

図1-5　死腔領域におけるガス混合の仮想的な段階

呼気終末の肺胞気CO_2濃度をF_{ETCO_2}とすると、呼気終末の死腔領域のCO_2濃度もそれに等しい。大気中のCO_2濃度は0.0％であるから、弁が開放される直前の死腔領域の平均CO_2濃度は

$$\frac{F_{ETCO_2} \times V_D + 0 \times V_T}{V_T + V_D} = F_{ETCO_2} \times \frac{V_D}{V_T + V_D}$$

$$= F_{ETCO_2} - F_{ETCO_2} \times \frac{V_T}{V_T + V_D} \quad \cdots\cdots (1\text{-}4)$$

となる。実際は死腔内の空気と吸入気が均一に混ざることはなく、気流のありようによってさまざまな混ざり方になる。この式はあくまでもおおよその値であるが、死腔を通過して肺胞領域に流入する空気のCO_2濃度は、必ず肺胞気のCO_2濃度よりも低くなることを示している。$V_T < V_D$であっても、である。V_Tが小さいと、肺胞気と流入する空気のCO_2の濃度差は小さくなるが、必ず「換気」されるのである。$V_T < V_D$であれば換気はされないとするトコロテンモデルと、どちらが現実の現象を表現しているかは、明白である。

5　流体力学にもとづいたガス交換理論の再構築

前節で「空気を流体ではなく固体とみなす考え方」と述べた。「空気が固体でないことくらい、皆が知っている。呼吸生理学を樹立した先人たちがそんな誤りをするはずがない」と反論されるかもしれない。それでは、流体と固体の違いはなんだろうか。高校で習う物理に流体力学は含まれていないので、「流体」という語自体になじみのない読者が多いかもしれない。流体とは、読んで字のごとく、「流れる物体」である。固体は流れない。固体が動くときは、同じ形を保ったままで全体が同じ速度で移動するので、「流れない」。

しかし、液体や気体が動くときは、部位によって移動速度が異なるので、形を変えながら移動していく。移動速度が違うからといって、固体のようにバラバラになるのではなく、ひとつながりのままである。つまり、流体とは「部位によって移動速度が異なるが、物体としての連続性を保っている物体」のことである。

流体には速さを表す量として、流量（flow rate）と流速（velocity）があり、どちらも重要である（COLUMN 1-2をお読みいただきたい）。しかし、著者の知るかぎり、両者の違いを認識している呼吸生理の専門家は皆無に近い。吸入した空気の移動速度が部位によって異なると、流体の内部にガス濃度の違いが生じる。流速が大きい部位では、新鮮な空気がどんどん流入するのでO_2濃度が高くなるが、流速の小さい部位では、呼気終末に気道内に存在している空気がなかなか動かないため、O_2濃度が低いままである（図1-6）。

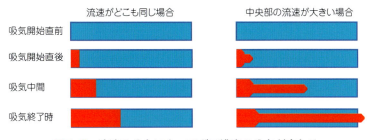

図1-6　流速の分布によってガス濃度の分布が変わる

換気量が十分大きいとその影響は小さいが、換気量が小さい場合は、流速分布の違いがガス輸送効率に大きく影響する。1回換気量が気道容積以下であっても、最も流速の大きい気流で運ばれる酸素は肺胞に到達し得る。それでは、図1-6右図のように、1回の吸入で新鮮気が肺胞に到達しない場合は、やはり、有効換気量は0なのだろうか。そうではない。1回だけでは到達しなくとも、換気を繰り返すことによって、徐々に肺胞領域に近づいていくのである。第6章（高頻度換気法のメカニズム）で詳しく述べる。

前著『コペルニクスな呼吸生理』[5]で、現在の換気力学が気流を電流になぞらえる電気回路モデルによって構築されており、呼吸機能検査の解釈や換気障害の病態理解が大きく妨げられてきたことを指摘した。電流は気流と異なり、電線を流れる電流の速度は電線の内部でどこも同じである。その意味で、電流はトコロテンに近い（図1-6左）。換気力学だけでなくガス交換も、

空気の流体としての性質が考慮されない誤った理論の上に構築されてきた。換気力学に関する多くの謎が、流体力学をベースにして考えることで解明できたのと同じように、ガス交換に関する多くの謎も解き明かすことができる[6]。

6 死腔を再点検、まぼろしの「生理学的死腔」

　呼吸生理学の教科書にはいろいろな死腔が登場する。解剖学的死腔、生理学的死腔、肺胞死腔などである。口から肺胞までの空気の通り道のうち、ガス交換に与からない領域が「解剖学的死腔」である。具体的には、口、鼻咽喉、気管、気管支、細気管支、である。一方、「生理学的死腔」は、解剖学的な位置とは関係なく、ガス交換に与からない領域の容積を推定し、それをもって「死腔容積」と定義するものである。具体的には、呼気のCO_2濃度と動脈血CO_2分圧から死腔容積が算出される。肺胞死腔とは、肺胞領域でありながら何らかの原因で血流が失われ、ガス交換がなされない領域のことである。

　解剖学的死腔の容積は現代では3D画像データで計測できるが、実際にはなされていない。また、肺胞死腔も、換気血流シンチグラムなどの機能画像を解析することである程度推定可能であるが、ルーチンには行われていない。呼吸生理学や呼吸管理の分野で用いられている「死腔」は、ガス分圧のデータから算出される生理学的死腔である。解剖学的死腔と肺胞死腔の和が生理学的死腔であるとされており、前々節で述べた肺胞換気量の式（$V_A = V_T - V_D$）に登場するV_Dは生理学的死腔容積である。

　生理学的死腔は数式によって算出された容積であって、解剖学的死腔や肺胞死腔のような形態学的な根拠を持たない。生理学的死腔の算出法は妥当なのか、点検してみよう。

　生理学的死腔と1回換気量の比は死腔率とよばれ、以下の式で求められる。

$$\frac{V_D}{V_T} = \frac{動脈血CO_2分圧 - 呼気平均CO_2分圧}{動脈血CO_2分圧} \quad \cdots\cdots (1\text{-}5)$$

ここには3つの前提が用いられている。第1の前提は肺胞気のCO_2分圧は動脈血CO_2分圧と等しいというもので、これは正しい。第2は、呼出されたCO_2はすべて肺胞由来であるというもので、これも正しい。呼出気量は1回

換気量（V_T）と等しいので、呼出されたCO_2の量は、呼気の平均CO_2分圧とV_Tの積で求まる。この2つの前提より、肺胞で換気される空気の量を肺胞換気量（V_A）とすると、以下の関係式が成立する、とされている。

$$呼気平均CO_2分圧 \times V_T = 動脈血CO_2分圧 \times V_A \quad \cdots\cdots (1\text{-}6)$$

そして、第3の前提である式1-3（$V_A = V_T - V_D$）を用いて式1-6を書き換えると、式1-5になる、という手順である。最後の前提が誤りであることは、すでに述べた。V_AはV_Tにほぼ等しいことも述べた。それでは、$V_A = V_T$を式1-6に当てはめると、呼気平均CO_2分圧＝動脈血CO_2分圧となり、これも正しくない。死腔領域に存在している吸入気と肺胞から呼出された空気が混じりあうからである。

　もしも肺胞気が死腔を通らずに直接大気に排出されるのであれば、そのときは、呼気平均CO_2分圧＝動脈血CO_2分圧となる。1回換気量と等しい肺胞気が新鮮な空気に完全に置換されたとみなすことができるので、換気効率は100%である。動脈血CO_2分圧×1回換気量は最大限呼出可能なCO_2の量であり、呼気平均CO_2分圧×1回換気量は、実際に呼出されたCO_2の量であるから、その比をもって換気効率の指標とするのは妥当である。

$$換気効率 = \frac{呼気平均CO_2分圧}{動脈血CO_2分圧} \quad \cdots\cdots (1\text{-}7)$$

式1-7と式1-5を比べてみると、式1-5の死腔率が1－換気効率に等しくなっている。誤った関係式（式1-3）を用いなくとも、死腔率という概念を用いなくとも、換気の効率が定量化できていることがおわかりいただけるだろう。

　死腔率と換気効率はコインの裏と表のような関係だから、どちらを用いてもかまわないではないか、という意見があるかもしれない。それでは、1回換気量が生理学的死腔量を下回る場合を考えてみよう。この場合の死腔率は1以上になるはずであるが、これを式1-3にあてはめると、そのときの呼気平均CO_2分圧はマイナスの値になってしまう。あり得ないことである。一方、換気効率で考える場合は、どんなときでも必ず、0以上の値になる。

　死腔とは本来、解剖学的に定義される構造であるにもかかわらず、換気という機能と関連づけたために、「生理学的死腔」という実体の定かでない不整合な概念が作られてしまったのである。換気の効率を評価するのに「生理学的死腔」を用いる必要はなく、式1-7で定義される換気効率を用いる方が、

はるかに明確でわかりやすい。

7 死腔洗い出し効果をざっくり定量化

　生理学的死腔と異なり、解剖学的死腔は実体的な空間を意味している。そしてその容積が小さいほど、換気効率が大きいのも事実である。死腔の洗い出し効果は、人工換気の際によく問題になる。呼気終末、つまり、吸気開始直前に死腔領域に残存しているCO_2を再呼吸すると換気の効率が低下するので、何らかの方法で、死腔領域の残存CO_2を減らすことができれば、つまり洗い出しができれば、換気効率が上昇するという考え方である。それでは、どのくらい洗い出せば、どの程度換気効率が増加するのだろうか。既存の教科書には数量的な説明が記されていないので、まずは簡単な計算でざっくりとみてみよう。

　本章第4節で、大気と死腔領域の空気が混ざって、肺胞腔に流入する空気について考察した。この空気を「吸入混合気」とよぼう。吸入混合気のF_{MCO_2}濃度は、ざっくりではあるが、次（式1-4を再掲）のように計算できることを述べた（F_{ACO_2}=肺胞気CO_2濃度、V_T=1回換気量、V_D=死腔容積）。

$$F_{MCO_2} = F_{ETCO_2} \times \frac{V_D}{V_T + V_D} \quad \cdots\cdots \quad (1\text{-}4)$$

　肺胞領域から排出される空気の濃度はF_{ETCO_2}であるから、1回の換気によって、人体から$(F_{ETCO_2} - F_{MCO_2}) \times V_T$の量の$CO_2$が除去されたことになる。仮に、死腔容積が0で、肺胞領域に直接大気が流入するのであれば、除去されるCO_2の量は$F_{ETCO_2} \times V_T$である。この場合の換気効率を100％とすれば、死腔の存在によってCO_2を再吸入する際の換気効率は、$(F_{ETCO_2} - F_{MCO_2})/F_{ETCO_2}$と計算される。

$$換気効率 = \frac{F_{ETCO_2} - F_{MCO_2}}{F_{ETCO_2}} = 1 - \frac{V_D}{V_T + V_D} = \frac{V_T}{V_T + V_D} \quad \cdots\cdots \quad (1\text{-}8)$$

と算出される（従来の肺胞換気量の考え方では、換気効率は$(V_T - V_D)/V_T$となる。$V_T < V_D$であると、換気効率がマイナスという不合理な値になるが、$V_T/(V_T + V_D)$は決してマイナスにはならない）。

　$V_T = 600\,\text{ml}$、$V_D = 140\,\text{ml}$の場合、換気効率は81％である。何らかの方法で、死腔領域の半分の領域でCO_2が洗い出されたとすると、死腔容積が半分になったとみなすことができる。その場合、換気効率は90％と算出される。

つまり、排気されるCO_2の量を約1割増加させる効果があることになる。V_Tが低下している場合、例えば300mlと半減している場合に同様の洗い出しがなされたとすると、換気効率が68%から81%に増加する。つまり排気されるCO_2の量を約2割増加させる効果があることになる。V_T=600ml、V_D=140mlの場合の換気効率と、V_T=300ml、V_D=70mlの場合の換気効率はどちらも81%であるが、排出されるCO_2の量は前者が後者の2倍、つまり10割の増加である。換気を是正する方法としては、死腔の洗い出しよりも、換気量自体を増加させるほうがはるかに効果的であることがわかる。

【 文　献 】

1) Fenn WO, Rahn H, Otis AB. A theoretical study of the composition of the alveolar air at altitude. Am J Physiol 1946; 146: 637-53.
2) Rahn H. A concept of mean alveolar air and the ventilation-blood flow relationships during pulmonary gas exchange. Am J Physiol 1949; 158: 21-30.
3) Ferguson ND, Cook DJ, Guyatt GH, et al. High-frequency oscillation in early acute respiratory distress syndrome. N Engl J Med 2013; 368: 795-805.
4) Young D, Lamb SE, Shah S, et al. High-frequency oscillation for acute respiratory distress syndrome. N Engl J Med 2013; 368: 806-13.
5) 北岡裕子. コペルニクスな呼吸生理. 東京：克誠堂出版, 2015.
6) 北岡裕子. 流体力学にもとづいた呼吸生理学再構築. ながれ 2017；36：257-62.

COLUMN 1-1　PPAPに学ぶ数式のオキテ

　数式が成立するためには、数式に登場する項が同じ量を持っていなければならない。

　2016年のインターネットの世界に突如現れたピコ太郎の「ペンパイナッポーアッポーペン（PPAP）」は世界中でダウンロードされ、瞬く間に社会現象になった。英語で発信する効果の大きさもさることながら、数学教育にも貴重な教訓を与えてくれている。英語では単数と複数が明確で、ピコ太郎は「1本のペンと1個のリンゴを足し合わせると、1個のリンゴペンになる」と歌っている。日本人のピコ太郎にとっては「アーン　アッポーペン」の「アーン」はうなり声なのかもしれないが、英語の文法としては、"an"という冠詞であり、数式に表すと、1＋1＝1である。

　数式として間違いであるのは、3つの1がそれぞれ異なる量（ペンの個数、リンゴの個数、リンゴペンの個数）だからである。化学式のように、「リンゴペン」をリンゴとペンに分解すれば、ペンについて「1＝1」という式が成り立ち、リンゴについても「1＝1」という式が成り立つので、質量保存則が守られていることがわかる。したがって、ペンをPという記号で、リンゴをAという記号で表せば、「1本のペンと1個のリンゴを足し合わせると、1個のリンゴペンになる」という現象が、

　　1P＋1A＝1(P＋A)

という数式で表すことができる。数式を扱う際には、そこに登場する項がどういう量であるかをきちんと理解しなければならないのである。

　呼吸生理関連の例として、

　　肺の容積＝肺内の空気の容積＋肺組織の容積　……式（1）

という式について考えてみよう。この式は誰もが正しいと認めるだろう。式（1）によると、空気の容積＝4,500ml、肺組織の容積＝500mlであれば、肺の容積＝5,000mlである。

　それでは、

　　肺の容積＝肺内の空気の容積＋肺組織の重量　……式（2）

という式はどうであろうか。肺組織の比重は1で、その容積と重量の数値は同じだから、式（2）も正しいように思われる。しかし、よく考えると、式（2）が成立するためには「容積と重量の数値は同じ」という条件が必須である。式（2）では暗黙裡に「重量」が「容積」

に変換されており、式として成立しているかのように見える。しかし、もしも肺組織の比重が0.5であれば、「容積と重量の数値は同じ」ではなくなり、式（2）は数としての帳尻も合わなくなる。「数としての帳尻が合うのは、肺組織の比重は1」という特殊な条件下だけであることを忘れてはいけない。

　ちなみに、空気のCT値を−1,000HU、肺組織のCT値を0 HU（＝水と同じ）とすれば、肺実質のCT値は以下の式で計算できる。

　　肺実質のCT値＝−1,000×肺内の空気の容積/肺の容積

空気の容積＝4,500ml、肺の容積＝5,000mlであれば−900HUと算出される。これは、全肺気量位で撮影したときの値である。安静呼気位、つまり、機能的残気量位ではどうなるだろうか。肺組織の容積は500mlで変わらないが、肺内の空気の容積が減少する。たとえば、2,500mlになったとしよう。肺の容積は3,000mlであり、CT値は−833HUと算出される。

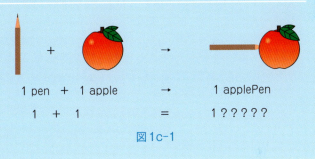

図1c-1

COLUMN 1-2 流量(flow rate)と流速(velocity)は違う

流れの速さを表す言葉に流量と流速があるが、混同している教科書が多い。流量とは、単位時間当たりに流れる流体の体積であり、流速は、単位時間当たりに流体が移動する距離である。単位で表わすと、流量はL/sで、流速はm/s。まったく違うものであることが一目瞭然である。

厳密にいえば、流量も流速も、どこを流れる流れなのか、測る場所がわからないと値が決まらない。流量には「ある断面における」、流速には「ある点における」という条件が必要である。「ある断面」の断面積を$A cm^2$としよう。そうすると、その断面上にある点の流速の平均値は、流量/断面積になる。1Lは$1,000cc = 1,000cm^3$であるから、流量/断面積の単位は$(1,000cm^3/s)/cm^2 = 1,000cm/s = 10m/s$になる。

たとえば、安静時の1回換気量を0.6L、吸息時間を2秒間とすると、平均気流量は0.3L/sとなる。気管の断面積を$2cm^2$とすると、吸気中の気管を通過する気流の平均速度は$(0.6L/s)/2cm^2 = 0.3 \times 10m/s = 3m/s$である。1秒間で3mも進むとすると、肺を超えて体外に飛び出てしまうことになるが、そうはならないのは、気道の分岐によって断面積が著増し、流速が著明に減少するからである。

管を流れる気流について考えてみよう(図1c-2)。狭窄と拡張のある管であるが、硬い管で、形は変わらないとしよう。この場合、左端から入ってくる気流の流量と右端から出ていく気流の流量は同じである。右端と左端に限らず、管の中にどのような断面を想定しても、その断面を流れる気流量は同じである(質量保存則の流体バージョンで、連続の式という)。狭窄部も拡張部も例外ではない。狭窄部では流速が増し、拡張部では減速するのはこのためである。

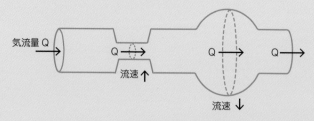

図1c-2

第2章

肺胞で起こっていること

1 肺胞系の構造

　口から吸入された空気は、咽頭、喉頭を経て気管に入り、気管支、細気管支と分岐する気道樹を通過して最後に肺胞に至る。図2-1は、肺内の細気管支と肺胞の鋳型標本である[1]。鋳型標本とは、屍体の気管から液状の合成樹脂を肺に注入し、合成樹脂が固まった後に組織を腐食させて除去して作成したもので、本来空気が存在していた領域が固化した合成樹脂で置き換えられている。細気管支の壁や肺胞壁はこれらの鋳型標本を取り巻く位置にある。

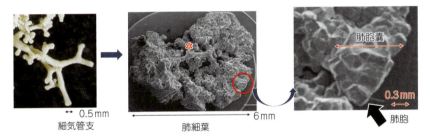

図2-1　ヒト肺の鋳型標本（細気管支から肺胞まで。赤印は著者の加筆）
（カラー画像はProf. Evald Weibelからのご提供による）

　図2-1左端の画像は、肺胞領域を取り除いて気道樹だけにした鋳型標本の一部で、直径約0.5 mmの終末細気管支が見えている。中央の画像は、逆に気道樹を刈り取って1個の肺細葉だけにしたものを、走査電子顕微鏡で撮影した写真である[1]。＊印は、刈り取られた終末細気管支の断端である。最大吸気位における細葉の容積は平均約180 mm^3で、横径は6～7 mmである[2)3)]。終末細気管支から分岐する細気管支は呼吸細気管支とよばれ、その壁の一部に肺胞が開口する。分岐するごとに開口する肺胞の数が増し、壁が

すべて肺壁で置換されると、肺胞管（alveolar duct）になる。呼吸細気管支は平均約3回分岐するとされている[4]。最終呼吸細気管支が空気を供給する領域は亜細葉とよばれ、1つの細葉は約8個の亜細葉からなる。亜細葉内で肺胞管はさらに分岐を繰り返す。終末細気管支までは気道径は分岐するごとに小さくなるが、肺胞管は分岐しても大きさは変わらず、空間を充填している。図2-1右端の拡大画像は、肺胞管の終末部〔肺胞嚢（alveolar sac）とよぶ〕で、中央の気流路とそれを取り囲む十数個の肺胞からなる[4]。

　図2-2は、ヒトの肺の一部を迅速凍結して走査電子顕微鏡で撮影した画像である。鋳型標本では除去されてしまった肺胞壁の組織が写っており、図2-1とはポジネガの関係にある。図2-2左図では肺胞領域がスポンジのように見えるが、スポンジとは異なり、切断面を除けば、すべての肺胞が気管からただ1本のルートでつながっている。また、この画面には複数の細気管支が写っており、複数の亜細葉が隣り合っているはずなのだが、その境界はまったくわからず、いたるところ肺胞で埋め尽くされている。肺胞構造のたとえとしてブドウの房の図がよく用いられているが、ブドウには実と実の間にすきまがあり、実際の肺胞構造とは大きく異なっている。

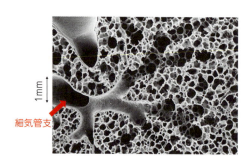

図2-2　ヒト肺組織の新鮮凍結標本の走査電子顕微鏡画像
（Prof. Evald Weibel からのご提供による）

　肺胞壁は内部に毛細血管を入れる微細な面分が連結して、3次元空間にネットワーク状に分布している（図2-2右図）。肺胞壁の表面積の総和はテニスコート半面分（約90m^2）[1]に及ぶ。肺胞壁の厚さは約10μmで、肺胞内の空気に接する面は肺胞上皮で裏打ちされ、さらにサーファクタントを含む液層で覆われている。肺胞上皮は厚さ約1μm以下のきわめて薄い層で、上皮下の組織とは基底膜で境されているが、光学顕微鏡では基底膜を認識す

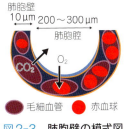
図2-3 肺胞壁の模式図

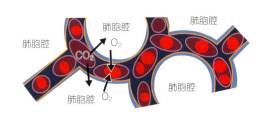
図2-4 肺胞腔と毛細血管の関係

ることはできない。肺胞上皮と肺胞上皮に挟まれた部位には、毛細血管と結合組織が存在する。図2-2右図の肺胞壁の断面にあらわれている円盤状の構造物は毛細血管内の赤血球である（赤血球の幅は約8μm）。肺胞壁が波打っているように見えるのは、血球を入れた毛細血管の凹凸のためである。

肺胞腔と毛細管腔との距離は約0.3μmで、その間に毛細血管壁と肺胞上皮および液層が介在する[1) 4)]。肺胞腔から毛細血管内の血液までの構造物を図2-3に示す。水色がサーファクタントを含む液層で、その下に橙色の肺胞上皮がある。肺胞上皮の下に肺胞壁の結合組織（紺色）と毛細血管がある。毛細血管は内皮（桃色）で裏打ちされており、内部に赤血球（赤色）と血漿（エビ茶色）がある。肺胞内の液層から毛細血管内皮までを一括して「肺胞膜（alveolar membrane）」とよんでいる。O_2分子とCO_2分子は、肺胞腔と毛細管腔の間を濃度勾配に従って移動する。なお、図2-3では、肺胞膜の構造をわかりやすくするために、肺胞腔と毛細血管が1対1の関係で対面しているかのように描かれているが、実際の肺では、図2-4のように、1枚の肺胞壁は必ず2つの肺胞腔の間に存在し、毛細血管は両方の肺胞腔とガス交換を行っている。

2 ガス交換の最小単位は亜細葉

ガス交換を表わす模式図として呼吸生理の教科書で最も多く用いられているのは、第1章の図1-1で示したような、1本のチューブの先端に半球状の肺胞が付着し、肺胞の底を血液が流れる図であろう。1本路のどん詰まりに一軒家があり、奥座敷の縁側で交換作業をしているようなイメージである。しかし、実際の肺には、このような形状の肺胞は存在しない。人間社会は、

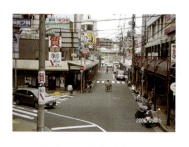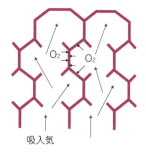

figure 2-5　人間社会の商店街（左）と肺胞商店街（右）

肺胞系とよく似たシステムをつくっている。商店街である（図2-5）。商店街全体が亜細葉、表通りが肺胞管、商店が肺胞である。表通りに面した店の間口（＝肺胞口）から客、つまり空気が出入りする。店の奥は肺胞膜を介して狭い裏通りに接している。裏通りには血液が流れており、向こう側の表通りに面している別の店の奥とも接している。裏通りは裏通り同士でつながり、毛細血管のネットワークを作っている。呼吸細気管支に並走する肺細動脈が毛細血管ネットワークの根元で、亜細葉の境界に位置する境界肺細静脈がネットワークの出口になる。

　商店街を訪れる客はO_2（正確には持っているO_2の一部）をお店に置いていき、CO_2を受け取って帰る。客が置いていったO_2は裏通りを流れる血液に渡され、肺細静脈を経て心臓に戻る。個々の商店が個別に収支を管理するのではなく、商店街全体として管理運営する。人間社会が見習うべき、きわめて協調的なシステムである。

3　肺胞におけるガス分子の移動

　呼吸運動中、肺胞領域の容積は1回換気量と同じ分だけ変化している。容積の変化は、個々の肺胞壁の位置が周期的に移動することで起こる。肺胞内の空気も肺胞壁の移動に伴って周期的に移動するが、肺胞壁に対する相対速度はきわめて小さい。肺胞管の中央部は、安静呼吸中の肺胞内の気流の相対速度は平均して0.1 mm/s程度である。

　一方、空気中のO_2が拡散によって移動する速度は、拡散定数の平方根にほぼ等しい。空気中のO_2分子の拡散定数は約20 mm^2/sなので、その平方根は約4.5 mmとなる。つまり、肺胞内では拡散によるO_2の移動の方が気流に

よる移動よりもはるかに速い。しかし、最終呼吸細気管支における気流の平均速度は10mm/s程度で、気流によってO_2が運ばれる速度の方が拡散による移動速度よりも大きくなる。ちなみに気管では、平均流速は2m/sで、拡散による移動速度の実に500倍である。口を開けているだけで呼吸をしなければ、口元で与えたO_2が拡散のみによって肺門部に達するまでおよそ1分かかることになる（口から肺門部までを27cmとする）。そこからさらに肺胞に達するまでの時間を考えると、口元にO_2ガスを置いただけでは救命できないことが理解できる。

拡散のみによるO_2の移動速度は、気道の長さに比べるときわめて遅いが、サイズ0.2〜0.3mmの肺胞に比べるときわめて速い。気流によって肺胞口に達したO_2は拡散によって0.05秒で肺胞全体にいきわたる。また、肺胞膜の厚さは多く見積もっても1μmである。肺胞膜におけるO_2の拡散定数が水中の拡散定数（空気中の約1万分の1）と等しいとするならば、およそ0.02秒で肺胞気から血漿に移行する計算になる。

血漿中に移動したO_2は赤血球内のヘモグロビンと結合して運ばれる。O_2分子が血漿に溶解する量はきわめてわずかで、血液中のO_2含量（oxygen content）はほとんどがヘモグロビンと結合した状態にある。血漿に溶解したO_2がヘモグロビンに結合する過程は化学反応を伴う現象である。これについては、第4章で詳しく説明する。

4 肺胞の運動によって換気がなされる

従来の呼吸生理学では、肺胞腔はガスが拡散する場所ととらえられており、呼吸中の肺胞壁の動きについては、教科書に何も書かれていない。しかし、呼吸中に肺実質が拡張収縮することで換気がなされるのは事実であり、肺実質を構成するものは肺胞壁であることを考えると、呼吸中に肺胞壁もそれなりに動いているはずである。そして、呼吸中の肺胞壁の動きが異常になれば、換気に支障を来すはずである。この問題については、本書の姉妹編である『コペルニクスな呼吸生理』で詳しく述べたが、主要肺疾患の病態を理解するうえできわめて重要な事柄なので、要約して説明する。

肺胞の組織像を見ているだけではなかなか想像できないかもしれないが、肺胞には口がある[5]。肺胞口（alveolar mouth）もしくは肺胞入口輪（alveolar entrance ring）という、れっきとした解剖学用語がついているのだが、

(A)肺胞の組織像（HE染色） (B)走査電子顕微鏡画像 (C)電顕像の解説図

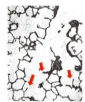
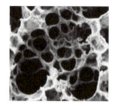
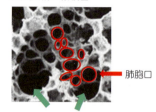

肺胞口

画面の奥に伸びていく肺胞管

図2-6　肺胞口の組織像と走査電子顕微鏡画像

最近の教科書にはほとんど記載されていない。Kohn孔（肺胞壁に散見される径数μmの微小な孔）は呼吸器科医のほぼ全員が知っているが、肺胞口を知っている呼吸器科医はまれである。図2-6の組織像で、肺胞管の中央に向かって突き出している肺胞壁の先端（赤矢印）が肺胞口の断面であり、走査電子顕微鏡で3次元的に観察すると輪状に見える。

肺胞口には肺内に含まれる弾力線維の80％が集中しており[6]、ここにある弾力線維が伸縮することで、肺実質の拡張収縮、つまり換気がなされる。かくも重要な肺胞口であるにもかかわらず、教科書に記載がないのは、「肺胞は静的な拡散場であるから、運動を考慮する必要はない」という信条が災いしたためではないかと推測される。本章第2節で肺胞系を商店街に例えた。人間の作る商店街は平面的だが、肺胞構造は平面だけでなく上下左右びっしりとお店が並ぶ3次元商店街である。さらに呼吸運動に合わせて間口を開閉しながら動く4次元商店街である。

生きている状態でヒトの肺胞の動きを直接観察することは現代の最先端技術をもってしてもいまだ不可能であるが、異なる肺気量位で迅速凍結した標本の観察[5)7)8)]や、小動物の胸膜直下肺胞の直接観察[9)]により、ヒト肺胞の動態をある程度推定することができる。ここでは、Kitaokaの肺胞4Dモデル[10)]に則して、呼吸中の動きを説明する（図2-7）。肺胞は同じ形を保ったままで膨張収縮するのではなく、肺胞口を囲む弾力線維が伸縮することで、肺胞隔壁と肺胞隔壁の角度が変化し、結果的に容積が変化する。そして、肺胞口が閉じると、肺胞は内部に空気を保ったまま、閉鎖空間になる。そうすると肺胞構造が安定して、努責によって胸腔内圧が上昇してもそれ以上変形しない状態を維持できる。それ以上変形しないとは、空気がそれ以上排出されないということである。これこそが、健常者のN_2洗い出し曲線第4相のメカニズムである。慢性閉塞性肺疾患（chronic obstructive pulmonary dis-

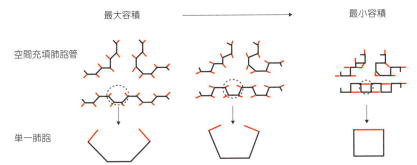

図2-7 最大容積から最小容積に至るまでの肺胞構造の変形過程（断面図）

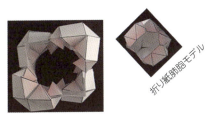

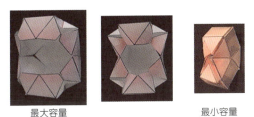

図2-8 肺胞折り紙モデル

ease：COPD）の換気異常は末梢気道閉塞が原因とされてきたが、その契機となったのが、N_2洗い出し曲線第4相は末梢気道閉塞が原因であるという主張である。1960年代末に、肺胞構造の現象が末梢気道の現象と誤って解釈されたことが、半世紀にわたる換気力学の迷走をもたらしたのである（COLUMN 2-1もお読みいただきたい）。

図2-8は断面を示した図であるが、立体的には図2-8のようになる。肺胞管（上段左）とそこに開口する肺胞（上段右）を折り紙で作成したものである。図2-8下段は、肺胞折り紙が最大容積から最小容積に至る過程であ

る。肺胞口を構成するピンク色の部分の折り目を深くすると徐々に口が狭まり、折り目が一点に集まると口が閉じて最小容積になる。肺胞折り紙モデルの作り方は巻末に付録として掲載した。一度、実作されることをお勧めする。

5 ガス交換障害の最重要病変は肺胞虚脱

前節で、「肺胞口が閉じると、肺胞は内部に空気を保ったまま、閉鎖空間になる」と述べた。しかし、「肺サーファクタントの存在下で」という条件付きである。肺サーファクタント機能がないと、閉鎖空間になった肺胞は表面張力のためにつぶれてしまう。肺胞虚脱である。肺胞虚脱は急性呼吸窮迫症候群（acute respiratory distress syndrome：ARDS）の病態生理において重要であるとされているが、肺胞虚脱がどのような組織像を呈するのか、肺病理の教科書には何も書いてない。実は、肺胞虚脱は、長い間、肺胞壁の肥厚と誤認されてきたのである。図2-9は、折り紙モデルで肺胞虚脱を模擬したものである[11]。上段は正常の状態、下段は肺胞がつぶれた状態である。肺胞折り紙モデルを肺胞口が閉じた状態にしてから指でつぶすと、肺胞口の部分が底の紙とくっついて、1枚の分厚い紙が肺胞管に張りついたようになる。そうなると、肺胞管全体が分厚い壁に囲まれた1つの肺胞のように見え

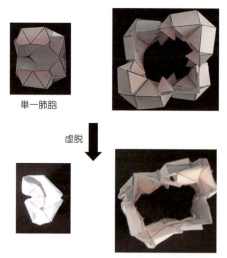

図2-9　肺胞折り紙モデルによる肺胞虚脱シミュレーション

てしまう。そのため、長い間、ARDSや間質性肺炎で肺胞虚脱の病理像が見過ごされてきたのである。

　我々がふだん目にするのは2次元断面の病理組織像である。肺胞虚脱が起こったときの組織像を4Dコンピュータモデルの断面像でシミュレートすると、図2-10のようになる[10) 11)]。肺の容積が全肺気量位から徐々に減少して肺胞口が閉鎖し、肺胞が虚脱する経過が、左から右に並べてある。右端図に青い＊印で示した部は虚脱した肺胞壁に囲まれた肺胞管腔であり、左端図の青丸で囲んだ部分に対応する。CGであれば、容積の変化とそれに伴う断面積の変化を容易に認識できるが、実際の肺組織標本ではそれは不可能である。肺の組織標本は通常、気道からホルマリンを圧入して切除肺を十分ふくらませてから固定されるので、全肺気量位に近い状態の組織像を我々は見慣れている。図2-10右端の青い＊印の部分のサイズを見慣れた全肺気量位の組織標本に対応させると、1個の肺胞のサイズに相当する。そのため、虚脱肺胞に囲まれた肺胞管は、肥厚した壁をもつ1個の肺胞と認識されてしまうのである。

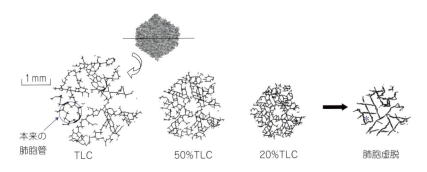

図2-10　4D肺実質モデルによる肺胞虚脱組織像シミュレーション

　いったん肺胞が虚脱すると、自発呼吸下では元に復することはできず、換気も含気も消失する。商店街のお店が軒並み倒壊したような状況である。人工呼吸器で気道内圧を陽圧にすれば、再開放は可能だが、呼気終末にも陽圧を維持しておかないと、再び虚脱してしまう。急激かつ広範に肺胞虚脱が起こるとARDSになり、緩慢に肺胞虚脱が起これば、肺線維症になると考えられる。

【 文 献 】

1) Weibel ER. Design of airways and blood vessels considered as branching trees. In: Crystal RG, Barnes PJ, West JB, Weibel ER, eds. The Lung: scientific foundations, 2nd ed. New York: Raven Press, 1997: 1061-71.
2) Haefeli-Bleuer B, Weibel ER. Morphometry of the human pulmonary acinus. Anat Rec 1988; 220: 401-14.
3) Kitaoka H, Itoh H. Computer-assisted three-dimensional volumetry of the human pulmonary acini. Tohoku J Exp Med 1992; 167: 1-12.
4) Weibel ER. Morphometry of the lung. New York: Academic Press, 1963.
5) Mercer RR, Laco JM, Crapo JD. Three-dimensional reconstruction of alveoli in the rat lung for pressure-volume relationships. J Appl Physiol 1987; 62: 1480-7.
6) Mercer RR, Crapo JD. Spatial distribution of collagen and elastin fibers in the lungs. J Appl Physiol 1990; 69: 756-65.
7) Young SL, Tierney DF, Clements JA. Mechanism of compliance change in excised rat lungs at low transpulmonary pressure. J Appl Physiol 1970; 29: 780-5.
8) Robertson CH, Hall DL, Hogg JC. A description of lung distortion due to localized pleural stress. J Appl Physiol 1973; 34: 344-50.
9) Carney DE, Bredenberg CE, Schiller HJ, et al. The mechanism of lung volume change during mechanical ventilation. Am J Respir Crit Care Med 1999; 160: 1697-702.
10) Kitaoka H, Nieman GF, Fujino Y, et al. A four-dimensional model of the alveolar structure. J Physiol Sci 2007; 57: 175-85.
11) 北岡裕子．呼吸器疾患の病理形態を4次元的に理解する．病理と臨 2014；32：79-84.

COLUMN 2-1　開閉するのは、管か口か？

　1970年代の東北大学は日本における small airway disease 研究の最前線で、我々医学生も講義で詳しく教わった。N_2洗い出し曲線の第4相のメカニズムはとても面白かったのだが、なぜ、管状の構造物がやすやすと閉じるのか不思議だった。健常者が天寿を全うするまで細気管支が深呼気のたびにつぶれるというのは信じがたい。しかし、その疑問を掘り下げると試験勉強に充てる時間がなくなるので、疑問はそのまま封印して卒業し、臨床医になった。1995年にボストン大学の医工学研究科に客員研究員として滞在した折に、真正面からこの問題に向き合うことになった。呼吸生理研究にフラクタル幾何学を応用するプロジェクトに参加したのだが、Bela Suki 博士（PhD）が用いている肺モデルは、気道樹の末端の細気管支に1個の肺胞が付着する構造で、気道樹のどこかが開閉することで肺胞（もしくは肺胞群）のリクルート・デリクルートが起こるというものだった。私は、彼の構造モデルが解剖学的事実と合致しないことを指摘した。当時はモデルをどう改良すればよいか提案することはできなかったが、6年後に肺胞の4Dモデリングに取り組んで自己解決した。開閉するのは気道という管ではなく、肺胞入口輪だったのである。

　Suki 博士だけでなく多くの研究者が、気道と肺胞の関係をチューブバルーンモデルとして理解している。その場合、気道閉塞は、下図の左もしくは右の形状が可能性として考えられる。左の場合はいかにも痛々しく非生理的だが、右の場合は、気道と肺胞の境界が開閉する仕組になっていれば可能である。気道閉塞ともよべるし、肺胞口閉鎖ともよべる形状ではあるが、一般常識として、管は常に開存していることが前提とされており、口は場合に応じて開閉することが前提とされている。当時の研究者が一般常識を尊重していたら、呼吸生理学の半世紀は大きく変わっていただろう。

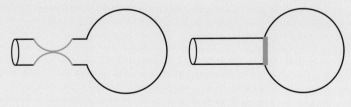

図2c-1

COLUMN 2-2　同調圧力

　臨床医の多くは、大学病院で学生に講義をしたり、地域の基幹病院で研修医を指導する経験をもつ。コラム2-1で、「疑問をそのまま封印して卒業し、臨床医になった」と記したが、かつて自分が抱いた疑問を後輩から尋ねられたとき、どのように対応するのがよいのだろうか。自分では納得していなくとも、学会の共通認識を伝授するのが指導者の役割なのだろうか。それとも、疑問を疑問として率直に伝えるべきだろうか。大学の先輩に尋ねたならば「我々が間違っているというのか。失礼な奴だ」と諌められたであろう。同調圧力である。ひとたび同調圧力に応じると、今度は自分が後輩に対して圧力をかける立場になる。

　幸か不幸か、私には後輩の臨床指導を行なった経験がない。病院を経営していた実父が数回の脳梗塞の発作の後に亡くなった。兄弟のうち私だけが医師になったので、大学医局には所属せず、研修が終わった後は実家の病院で診療をしていた。したがって、自分なりに問題解決の道を模索することができた。切除肺の伸展固定肺から肺の立体構造を再構成する研究を、臨床の合間に続けていたが、構造と機能を結びつけるためには、物理数学の基礎とプログラミングを習得しなければならないことを痛感した。気道樹の自己相似構造と肺胞系の空間充填構造が精妙に組み合わされて成立している肺の構造を数理的に記述できれば、いろいろな臨床問題が解決できるはずだという確信はあった。そのためには、臨床の合間の細切れの時間ではなく、まとまって集中できる時間が必要だった。病院の経営が安定し、後継していただける医師が見つかったので、私は病院を辞して研究に専念することにした。

　もしも私が大学病院や基幹病院に勤務していたら、学生時代に抱いた疑問はおそらく封印されたままだっただろうと思う。研究の出発点で同調圧力にさらされなかった私は、実に幸運だった。

COLUMN 2-3　折り紙による立体認知訓練

　日本の伝統工芸であり、遊びでもある折り紙は、近年、産業的にも世界的に注目を浴びている。私が肺胞の折り紙モデルの作成を思い立ったのは、コンピュータのディスプレイでモデルを供覧してもリアリティが伝わらず、「自説に都合のよい図柄を作っているだけだろう」という中傷めいた感想を、国内外のあちこちからいただいたせいである。計算機内のモデルが折り紙としてリアルワールドで動作することを示したところ、今度は反応が2つに分かれた。肺胞の専門家を自称する人々からは、「折り紙と生体組織は違う」と完全に無視された。他方、自称しない人々からは「肺胞のイメージがまったく変わった。納得した」と賛同の言葉をいただいた。自説に都合のよい図柄を捏造することは研究者にあるまじき行為であるが、自説と対立する意見を無視することも研究者にあるまじき行為である。

　肺胞構造に関する情報は2次元が圧倒的に多い。3D表示は、気道樹のような空間占有率の低い構造には効果があるが、肺胞のような空間を充填する複雑な構造を3D表示すると、断面の2D表示よりもかえってわかりにくい。3D構造を理解するには、自分で作ってみるのが一番である。折り紙は2次元から出発し、3次元構造が生成される。さらに、折り目の角度を変えることで運動する4D構造になる。日本人の手先の器用さやモノづくりのセンスは、折り紙の経験が培った立体認知感覚のたまものなのではないだろうか。

　ちなみに、正統的な折り紙は正方形の紙を用いて折り上げるもので、それ以外の手法は邪道とされているらしい。北岡の肺胞折り紙は、正方形以外の紙を用いたり、テープでくっつけたりといった方法を用いているが、平らな紙から出発するという一線はかろうじて守っている。下図は正方形だけで折り上げる超簡単肺胞モデルである。

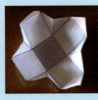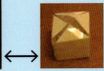

図2c-2

第3章

換気と血流のバランス

　大気と肺胞気の間には大きなガス分圧差がある。健常人の場合は、O_2分圧差は$150-100=50\,\mathrm{Torr}$、$CO_2$分圧差は$40-0=40\,\mathrm{Torr}$である。気流によってこれらの分圧差は減少し、肺血流によって拡大する。気流と血流がバランスすると、適正な肺胞気ガス分圧が維持される。そして肺胞気と接している血液のガス分圧は同じ値が維持される。

　換気量（正確には、単位時間当たりの吸入気量）と肺血流量の比が換気血流比であり、この値が正常値よりも大きいと相対的な血流不足を意味し、小さいと相対的な換気不足を意味する。肺のどの領域も同じように換気と血流を受けているならば、各領域から集まった肺静脈のガス分圧は、それぞれの領域のガス分圧と等しい。しかし、換気と血流の配分が領域ごとに異なっていれば、それぞれの領域のガス分圧は異なる値をとる。さらに、それぞれの領域から集まった肺静脈のO_2分圧は、ヘモグロビンとの飽和度の違いから、単なる平均値とは異なる値になるため、さらに複雑になる。

　死腔とは「換気はあるが血流のない領域」であるから、死腔では換気血流比が無限大である。反対に、シャントは肺血流が肺胞気に接しないままに肺静脈に流入してしまう状態であるから、換気血流比は0である。病的肺では換気血流比が0から無限大までのいろいろな値をとり得る。肺全体としての換気量と血液量が正常範囲であっても、肺内での分布が不均等であれば、換気血流比もいろいろな値をとり得る。

1　簡単なコンパートメントモデルで考える

　第2章で述べたように、肺亜細葉をガス交換の最小ユニットとすると、その総数は数十万個になるが、本質を理解するためにはなるべく簡単なモデルから始めるのがよい。簡単なモデルで説明がつかない場合は、少しずつ複雑なモデルに改良していくのが王道である。ということで、肺が2つの領域に分かれたコンパートメントモデルで考えよう（図3-1）。

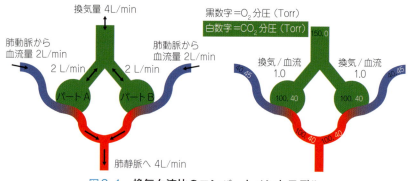

図3-1 換気血流比のコンパートメントモデル

　正常状態では、パートAとパートBの容積〔＝機能的残気量（FRC）〕はどちらも1.5Lとしよう。そして、どちらのパートも2L/minの吸入気と2L/minの血流が供給されているとしよう（わかりやすいように、換気血流比は1を正常値とする）。肺胞気のO_2分圧＝100 Torr、CO_2分圧＝40 Torr，肺動脈血O_2分圧＝40 Torr、CO_2分圧＝45 Torr、肺静脈血O_2分圧＝100 Torr、CO_2分圧＝40 Torrとする。簡便のため、それぞれのパートの肺胞気と血液のガス分圧は平衡しており、O_2分圧もCO_2分圧もそれぞれ等しいとする。換気血流比が問題になるのは、部位によって換気血流比が異なるときに、全体としてガス分圧がどうなるか、ということであるが、それを考える前に、全体としての換気血流比が、正常状態からずれた場合にどうなるか、について調べてみよう。この場合は、換気と血流はパートAとパートBに同じ量が配分される。

　なお、本章で用いられる「換気量」は1回換気量ではなく、分時換気量、すなわち、1分当たりの吸入気の量を指している。また、単位時間当たりの換気量と気流量の違いについては、COLUMN 3-1で解説しているので、そちらをお読みいただきたい。

1-1　換気血流比がどちらのパートも等しい場合

　最初に、換気血流比が正常の1/2になる場合を考えてみよう。換気量が半分に減少して、血流量が維持されている場合と、換気量はそのままで血流量が倍増する場合が考えられるが、臨床的に意味のあるのは前者なので、換気量が半減した場合を考えてみよう（図3-2）。この場合、肺胞気のO_2はどんどん血液に移行するため、O_2分圧は低下する。逆に、血液から移行した

CO_2は十分に排気されずに肺胞内に蓄積するため、CO_2分圧は増加する（図3-2では、O_2分圧＝70 Torr、CO_2分圧＝55 Torr）。血中ガス分圧も同様に変化する。肺胞低換気のパターンである。なお、CO_2分圧の値は腎性の調節を受けるため、いろいろな値をとり得る。また、従来の肺胞気式は、第1章で述べたように理論上の誤りがあり、使うことができない。したがって、図3-2に示した値は、上昇するか低下するかのおおざっぱな目安と理解いただきたい。ここでは、O_2分圧とCO_2分圧の和（＝125 Torr）が正常状態よりも減少しているが、減少分はN_2分圧が増加して釣り合っている。

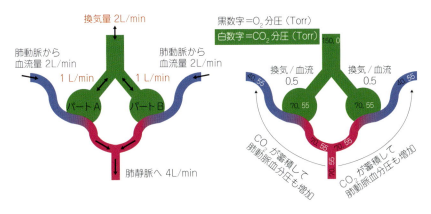

図3-2　パートA、Bともに換気血流比が0.5の場合

　次に、換気血流比が正常の2倍になる場合を考えてみよう。換気量が倍増して、血流量がそのままの場合と、換気量はそのままで血流量が半減する場合が考えられるが、総肺血流量の減少は、心拍出量の低下といった肺外の重要な因子が関係するので、前者の場合を考えよう（図3-3）。この場合、吸入気によって肺胞に供給されるO_2量の方が血流によって肺胞から取り除かれるO_2量よりも多いため、肺胞気、血液ともにO_2分圧が高くなる。CO_2は逆に低下する。過換気のパターンである。
　ここから先は、パートAとパートBを合わせた総換気量と総血流量は同じという条件で、その分配が変わったときに、換気効率と肺静脈血のガス分圧がどうなるかについて考えてみる。

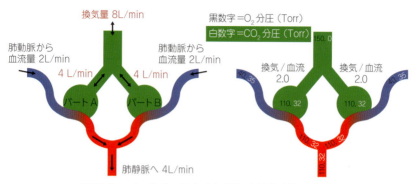

図3-3　パートA、Bともに換気血流比が2の場合

1-2　死腔効果

何らかの原因でパートAの血流量が0となったとしよう（図3-4）。肺胞死腔の状態である。パートBにはパートAに供給されるべき血流も流れ込み、合計4L/minの血流量が供給される。つまり、パートAの換気血流比は無限大で、パートBの換気血流比は0.5である。

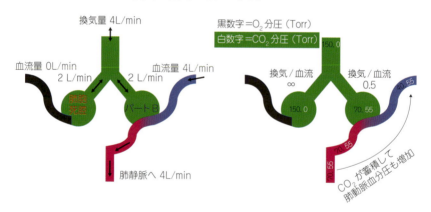

図3-4　死腔のコンパートメントモデル

パートBは相対的な低換気であるから、肺胞気のO_2分圧は低下し、CO_2分圧は増加する。図3-2と同じ状況である。図3-2と同じく、O_2分圧＝70 Torr、CO_2分圧＝55 Torrになったとしよう。血中ガス分圧も同様に変化する。血流はパートBだけであるから、パートBからの血液が肺静脈血になる。低換気のパターンである。

1-3 シャント効果

パートAには空気領域が存在せず、換気量も0である状態を考える（図3-5）。パートBのみに4 L/minの吸入気が供給されている。パートAとパートBの血流量はどちらも2 L/minである。この場合、パートAを流れる血液はガス交換にあずからず、そのまま肺静脈に流入する。シャントである。パートAの換気血流比は0で、パートBの換気血流比は2である。

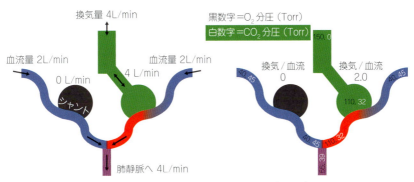

図3-5　シャントのコンパートメントモデル

パートAに流入する血液は吸入気と接しないので、肺動脈血のガス分圧値（$P_{O_2} = 40$ Torr, $Pa_{CO_2} = 45$ Torr）がそのまま維持される。パートBでは過換気なので、肺胞気のO_2分圧は増加し、CO_2分圧は低下する。図3-5の状況と同じである。図3-3と同じく、O_2分圧 = 110 Torr、$Pa_{CO_2} = 32$ Torrになったとしよう。パートBの毛細血管血分圧も同じ値をとる。パートAとパートBの血液が合流すると、O_2分圧はそれぞれのO_2分圧の平均値よりも低くなる。ヘモグロビンのO_2飽和度が大きく異なるからである。O_2分圧が40 TorrのときのO_2飽和度は約75％、O_2分圧が110 TorrのときのO_2飽和度は約98％、両者の平均値87％に相当するO_2分圧は約55 Torrである。一方、CO_2分圧はそれぞれの平均値の39 Torrとなる。Ⅰ型呼吸不全のパターンである。

図3-4の場合と図3-5の場合を比べると、シャントによるガス交換障害はO_2分圧が大きく低下する反面、CO_2分圧はほとんど影響を受けないことがわかる。それは、肺動脈血と肺静脈血のO_2分圧差は正常状態で約60 Torrあるのに対して、CO_2の分圧差は5 Torrしかないためである。したがって、低酸素血症にCO_2分圧の増加を伴う場合は低換気が原因で、伴わない場合

第3章　換気と血流のバランス

はシャントが原因と判断できる。それでは、なぜ、肺動脈（つまり、体循環の静脈）と肺静脈（つまり、体循環の動脈）のCO_2の分圧差は小さいのだろうか。血液がO_2を摂取する場所は肺だけであり、かつ、ヘモグロビンと結合して輸送されるが、CO_2を排出する場所は肺だけではない。CO_2は、重炭酸イオンとして腎臓から排出することができる。そのため、血中のO_2分圧が肺を通過する前後で大きく異なるのに対して、肺を通過する前後の血中のCO_2の分圧差は僅少にとどまる。しかし、肺胞気と大気のCO_2の分圧差は40 Torrと大きいため、換気障害があると肺胞気CO_2分圧、ひいては血中CO_2分圧が上昇する。

なお、CO_2増加を伴わない低酸素血症の原因として、肺拡散障害が既存の教科書には書かれている。CO_2の拡散係数がO_2の拡散係数の20倍であるから、O_2の拡散障害があってもCO_2は影響を受けないから、との説明がされている。しかし、第1章で述べたように、肺胞のサイズ（約0.3mm）では、20倍の拡散係数の違いがガス交換に影響を及ぼすことはない。

2　いろいろな換気血流比

上記2つのモデルは完全な血流途絶と完全な気流途絶の場合であるが、実際には、血流もしくは気流が完全に0になるのではなく、ある程度は維持されていることが多いと思われる。そこで、図3-6左のような場合について考えてみよう。パートAでは血流量が半減し、その分パートBの血流量が増加する。パートAの換気血流比は2、パートBの換気血流比は0.67である。

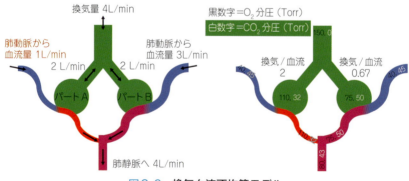

図3-6　換気血流不均等モデル

この場合、パートAを通過する血液は高いO_2分圧と低いCO_2分圧になり、パートBを通過する血液は低いO_2分圧と高いCO_2分圧になる。パートAからの血流量が減少しているため、合流した血液は、パートBを通過する血液の影響をより強く受ける。そうすると、それぞれの部位のガス分圧は図3-6右に示したような値になることが予想されるが、教科書には換気血流不均等分布のCO_2分圧は正常とされている。また、図3-6のパートBでは肺胞気CO_2分圧の方が血中CO_2よりも高値という奇異な状況になっている。どこかに間違いがあるはずだが、どこだろうか。

　図3-6のモデルでは、肺が2つの領域に分割されているが、実際には、肺は数十万個のガス交換ユニットからなっている。たとえば、$1cm^3$大の肺小葉に含まれる亜細葉の個数はざっと50個である。個々のユニットにおいては、完全な血流途絶もしくは完全な気流途絶であっても、それらを足し合わせた領域の換気血流比は、0〜1の値をとり得る。ちょうど、画像を構成する画素は白か黒のいずれかであっても、画像全体としてはグレースケールに見えるのと同じである。

　そのような考え方にたつと、パートAは死腔の領域と健常領域の組み合わせ、パートBはシャント領域と健常領域の組み合わせ、とみなすことができる。はじめに、領域Aに完全死腔の部分領域を設定するとどうなるか、考えてみよう（図3-7）。パートAの半分の容積が死腔だとすると、残りの部分の換気量は1L/minとなり、正常な血液ガス分圧と肺胞気ガス分圧が保たれる。死腔領域には血流はないので、その存在が血液ガスに影響を与えることはない。

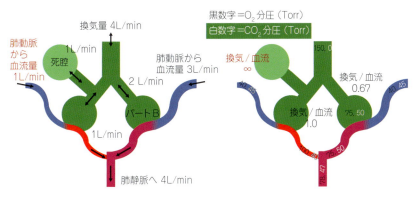

図3-7　死腔の部分領域を設定したモデル

第3章　換気と血流のバランス

次に、パートBの血流量のうち1L/minが何らかの理由で肺胞気と接触しないで肺静脈に還流する状況を追加してみよう。そうすると、肺の50％は正常な換気血流比を持ち、25％が死腔、25％がシャントになる。そして、これらの血液が肺静脈で合流すると、25％のシャント効果の影響で、O_2分圧もCO_2分圧も大きく低下する。パートAの内部に死腔領域を設定した場合の変化よりも、パートBにシャント領域を設定した場合の変化が大きいのは、図3-4の死腔効果モデルと図3-5のシャント効果モデルの違いと同じである。また、死腔の存在は、シャントが併存しなければⅡ型の呼吸不全のパターンを呈するが、シャントが併存すると、シャント効果にキャンセルされてしまうことがわかる。

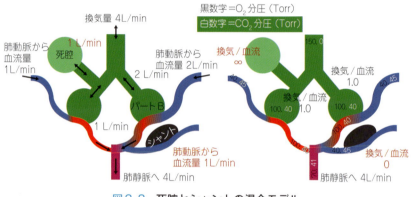

図3-8　死腔とシャントの混合モデル

3　肺内シャントが換気血流不均等分布の本態

　換気血流不均等分布はCO_2蓄積を伴わないⅠ型呼吸不全の代表とされているが、図3-6のような換気血流比の単なる低下では説明できない。Ⅰ型呼吸不全のパターンであるためには、局所のシャント領域の存在を想定しなければならないことが図3-8のモデルによって明らかになった。つまり、肺内シャントの存在が、「いわゆる」換気血流不均等分布の本態なのである。実際、肺線維症や間質性肺炎、ARDSで肺内シャントが増加していることが、多種不活性ガス洗い出し法（multiple inert gas elimination technique：MIGET法）で明らかにされている[1]。

それでは、これらの疾患において、肺内シャントの原因は何であろうか。ARDSにおいては無気肺もしくは肺胞内の浸出物がシャントの原因であるとされているものの、間質性肺炎で肺内シャントが生じるメカニズムは説明されていない。そのため、既存の教科書には、間質性肺炎における肺内シャントについての記載はほとんどなく、低酸素血症の原因は肺胞壁の肥厚による拡散障害であるとされている。実は、これらの疾患におけるシャントの原因は肺胞虚脱なのである（第4章で改めて説明する）。

換気血流不均等分布を臨床的に検査する方法としてよく用いられているのは、核医学的な手法で換気画像と血流画像を同時取得して換気血流比の分布を数値化するものであるが、実施できる医療機関は限られている。また、画像の解像度が低いため、肺塞栓症のような亜区域レベル程度の広がりをもった病変でないと解釈が困難な場合が多い。今後の画像技術の発展が期待される。

なお、「死腔」という語は本章の第1節で述べたように、いろいろな意味で使われている。誤解を招きかねないので、肺胞死腔を指す場合は、「無効換気」もしくは「無効換気領域」という表現が適切と考えられる。また、シャント（短絡）の本来の意味は、血液が本来のルートとは異なるルートを通過することを意味する。先天性心疾患で起こるシャントはまさしくこの意味であるが、肺実質の病変で起こるシャントの場合、血液は本来のルートを通っているが、そのルートが病変のために空気と接しなくなった状態を意味している。したがって、「シャント」よりは「無効血流」とよぶ方が、実態に即していると思われる。

4　肺胞気動脈血酸素分圧較差（$AaDo_2$）の意味するところ

肺胞気動脈血酸素分圧較差（alveolar and arterial difference of oxygen partial pressure：$AaDo_2$）は、換気血流不均等分布の指標とされているが、第1章で述べたように、肺胞気酸素分圧を推定する式（肺胞気式）は誤りであり、肺胞気式を用いて算出される$AaDo_2$も正しくない。また、高濃度O_2吸入下では非現実的な値をとるため、臨床上の有用性は疑問視されている。しかし、算出法の正誤はさておき、従来法で算出すると、Ⅰ型呼吸不全で値が大きくなり、重症度をある程度反映していることは事実である。

$AaDo_2$は、もともとは、肺胞毛細管ブロック（alveolar-capillary block：

AC block)症候群という病態の数値的な指標として提案された[2]。ACブロックとは、肺胞膜を挟んで接触する肺胞気と毛細血管の間で拡散障害が生じて、ガス分圧差が生じるという考え方である。しかし、多くの研究者によって、少なくとも安静時には、肺胞膜の病的な肥厚が肺胞気と血液のガス分圧差を生み出すことはないとされている[3)4)]。それにもかかわらず、間質性肺炎患者の安静時のAaD_{O_2}の増大を肺胞気と毛細血管の間の拡散障害であるとしている教科書が多いのは、直感的に理解しやすいためであろう。換気血流不均等の場合は、局所ではガス分圧差はなくとも、局所からの血液が合流した際に、ヘモグロビンとのO_2飽和度の違いと肺胞気と血液の容積比の違いから、肺胞気の分圧の平均値と動脈血分圧にずれが生じ、その差がAaD_{O_2}として算出される、とされている[1]。

我々が臨床的に知り得るのは血液ガスのみで、局所の肺胞気のガス分圧やその平均値はわからない。換気血流不均等がある場合に肺胞気式で推定される肺胞気のO_2分圧は、どの程度正しいのだろうか。第1章で、肺胞気式に呼吸商が登場するのは誤りであると述べた。それでは、O_2分圧とCO_2分圧が等価に交換されるとして（つまり、呼吸商＝1として）計算した場合とどちらがより正しいだろうか。本章の第1節と第2節で換気血流比のいろいろなモデルを提示した。これらのモデルでは、肺胞気、血液ともにガス分圧がわかっている。これらのモデルについて、混合肺胞気のO_2分圧を算出し、比較してみたところ、表3-1のようになった。

モデル	正常状態（図3-1）	死腔モデル（図3-4）	シャントモデル（図3-5）	不均等モデル（図3-6）	25%死腔モデル（図3-7）	25%死腔＋25%シャントモデル（図3-8）
混合気$P_{A_{O_2}}$	100	110	110	93	100	113
従来式による$P_{A_{O_2}}$（モデルの値との差）	100 (0)	81 (19)	101 (9)	96 (−3)	91 (9)	99 (14)
R=1の従来式による$P_{A_{O_2}}$（モデルの値との差）	110 (−10)	95 (5)	111 (−1)	107 (−14)	103 (−3)	109 (−4)

表3-1 モデル肺の混合肺胞気O_2分圧と肺胞気式によるO_2分圧の比較

従来法の肺胞気式による肺胞気O_2分圧の推定は、正常状態では一致する

ものの、換気血流比が肺内局所で異なる場合には、10Torr程度の誤差が生じることがわかった。肺胞気式の呼吸商を1にした場合は、逆に、正常状態では10Torrの誤差があるが、換気血流比が肺内局所で異なる場合には、呼吸商を0.8とした場合よりも誤差が小さくなっている。いずれにしろ、いわゆる$AaDo_2$は実際の肺胞気と血液のO_2分圧較差をみているのではないことが、明らかになった。

次に、従来法で算出された「いわゆる」$AaDo_2$の値が、換気不均等のどのような性質と相関があるのかを調べてみよう。表3-1に挙げたモデルはすべて、総換気量と総血流量が等しいので、換気血流比が1以下の領域があれば、別の領域の換気血流比は必ずその逆数になっている。したがって、換気血流比が1以下の領域の平均換気血流比をもって、不均等分布の指標とすることができる。また、完全死腔領域の割合とシャント領域の割合も指標とすることができる。これら3つの指標と$AaDo_2$の関係を表3-2にまとめた。

モデル	正常状態 (図3-1)	死腔モデル (図3-4)	シャントモデル (図3-5)	不均等モデル (図3-6)	25%死腔モデル (図3-7)	25%死腔+25%シャントモデル (図3-8)
従来法の$AaDo_2$	0	11	41	16	13	29
R=1の場合の$AaDo_2$	10	25	51	27	25	39
平均換気血流比	1	0.5	0	0.67	0.67	0.67
死腔率	0	0.5	0	0	0.25	0
シャント率	0	0	0.5	0	0	0.25

表3-2　モデル肺の混合肺胞気O_2分圧と肺胞気式によるO_2分圧の比較

この中で、$AaDo_2$と最も関連のある指標はシャント率である。図3-9は、$AaDo_2$とシャント率の相関を示したグラフである。従来法で算出された$AaDo_2$は、シャントがない場合は20Torr以下であるが、シャントがあるとシャント率に比例して増加している。従来法でR（呼吸商）を1にした場合も同様の傾向である。

以上の思考実験を要約すると、「いわゆる」$AaDo_2$は肺胞気とはまったく関係なく、シャント血とガス交換された血液の混合率を反映するものである。したがって、名称は$AaDo_2$ではなく、肺内シャント指標（仮）が適切であろう。なお、シャント血とガス交換された血液の混合は、肺胞壁ではなく肺静

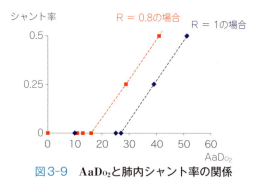

図3-9　AaD_{O_2}と肺内シャント率の関係

脈で起こることなので、代謝に関連する呼吸商（＝0.8）が用いられるのは、ある程度、合理的と思われる（ただし、肺胞気の推定に呼吸商が用いられることが誤りであることは変わらない）。従来の計算式でO_2吸入の状態に対応できないのは、O_2分圧とO_2飽和度の関係が変わるためである。何らかの補正式を組み入れることで、O_2吸入下でも肺内シャント率を推定することができるようになると考えられる。今後の課題である。

【 文　献 】

1) West JB, Wagner PD. Ventilation-perfusion relationship. In: Crystal RG, Barnes PJ, West JB, Weibel ER, eds. The lung: scientific foundations, 2nd ed. New York: Raven Press, 1997: 1693-709.
2) Austrian RJ, McClement JH, Renzetti AD Jr. et al. Clinical and physiologic features of some types of pulmonary diseases with inpairment of alveolar-capillary diffusion; the syndrome of "alveolar-capillary block". Am J Med 1951; 11: 667-85.
3) Finley TN, Swenson EW, Comroe JH Jr. The cause of arterial hypoxemia at rest in patients with "alveolar-capillary block syndrome". J Clin Invest 1962; 41: 618-22.
4) Staub NC. Alveolar-arterial oxygen tension gradient due to diffusion. J Appl Physiol 1963; 18: 673-80.

COLUMN 3-1　換気量と気流量の区別

　換気量とは、何も注釈がなければ、1回の呼吸で入れ替わる空気の体積を意味する。1分間に行なわれる呼吸回数と1回換気量の積が「分時換気量」でその単位はL/minである。換気血流比で登場する換気量は分時換気量のことを指している。一方、気流量はコラム1-2で説明したように、単位時間当たりに流れる流体の体積で、単位はL/sである。呼吸中の気流量は時々刻々変化する（図上段）。吸気中と呼気中は流れの向きが逆なので、気流量の符号も逆になる。吸気中の気流量を時間積分すると1回換気量になる。呼気中の気流量も時間積分すると、同じ値になる（符号は逆）。

　したがって、1回換気量を吸気時間で割ると、吸気中の平均気流量が得られ、1回換気量を呼気時間で割ると、呼気中の平均気流量が得られる。これらの値を60倍すれば、分時換気量と等しくなるだろうか。ならない。1分間の間、ずっと吸気（もしくは呼気）が続いているわけではないからである。血流が常に同じ方向に流れているのと大きく異なる。吸気時間と呼気時間の比はおよそ2：3なので、分時換気量の2.5倍を60で割った値がおおよその平均吸気流量に、1.7倍を60で割った値がおおよその平均呼気流量になる（図下段）。

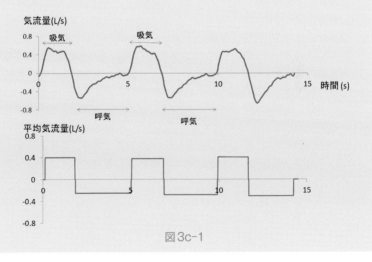

図3c-1

COLUMN 3-2　含気と換気の区別

　含気とは空気を含んでいる状態で、換気とは空気の交換がなされている状態を指す。

　CT画像でCT値が−900前後のところは「含気が良好」であり、CT値が−700程度だと「含気不良」となる。それでは、含気が良好の部位は換気も良好で、含気が不良の部位は換気も不良なのであろうか。正確にいえば、換気がなされているかどうかは、単一の時相の静的な画像だけでは判断できない。異なる呼吸相の3DCT画像を撮影して、位置合わせを行ない、肺の各所の容積がどれだけ変化したかを算出しないと、わからない。あるいは、吸入シンチグラフィーなどの特殊な検査を行なう必要がある。

　大まかにいえば、全肺気量位で撮影されたCT画像で、含気が不良の部位は換気も不良である場合が多い。しかし、CT値が−900以下の場合は一概にはいえず、CT値が−950以下では含気が過度、すなわち過膨張を意味する。したがって、肺気腫の場合は、健常部と気腫化部が混在しており、含気と換気には以下の組み合わせが考えられる。

　①過膨張で換気もない、②過膨張だが換気は維持されている、③含気は正常だが、周囲の気腫化肺に圧迫されて換気不良、④含気は正常で換気も正常。

　4つのタイプのうち、①の場合は肺血管床も喪失されているので、換気血流比は正常である可能性がある。②が肺胞死腔に相当する。③が肺胞低換気に相当する。全肺気量位のCT値だけで、換気分布を推定するのはきわめて危険である。また、呼吸停止下で撮影された画像では、胸腔内圧が陽圧になり、含気の肺内分布が変化してしまう。可能ならば、自発呼吸下で4DCTもしくは4DMRを撮影し、動的な換気分布を算出するのが最も信頼性が高い。CT検査は被曝の問題があるが、極低線量であっても画像位置合わせは可能である。動画像にもとづいた換気分布算出は、肺癌合併の慢性呼吸全症例の術式決定に必須の検査になると考えられる。

第4章 肺拡散能を徹底解明

1 拡散能に関する従来の考え方

　呼吸生理学で「拡散」という場合、物理学上の拡散とは異なり、肺胞気のO_2分子が血液中のヘモグロビンに結合するまでの過程をすべて含めて「拡散」とよんでいる。肺胞気から血漿へのO_2の移動は拡散でなされるが、血漿に溶解したO_2がヘモグロビンに結合する過程は化学反応を伴ない、血漿のO_2分圧以外にpHやCO_2分圧の影響を受ける。また、毛細血管内を肺血流に乗って移動する。したがって、欧州では、拡散（diffusion）という語を物理学的な意味にとどめて使用し、ヘモグロビンによる輸送過程も含める場合は輸送（transfer）という語が用いられている。本書でも、流れによる移動、拡散による移動、ヘモグロビンとの結合による移動など、移動の手段を問わず、ガス分子の移動現象をまとめて「輸送」とよび、物理学的な拡散に対してのみ「拡散」という語を用いているが、呼吸機能検査を指すときは、混乱を避けるため、慣例に習い「拡散能」という語を用いている。ご了解いただきたい。

　領域Aのガス分圧がP1、領域Bのガス分圧がP2であるとしよう（図4-1）。

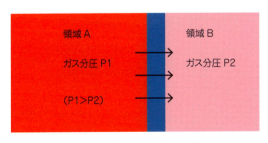

図4-1　拡散によるガスの移動

　P1＞P2であるならば、ガスは領域Aから領域Bに向けて移動する。単位

時間当たりのガスの移動量（＝dV/dt、単位はml/min）は分圧差（＝P1－P2、単位はmmHg）に比例する。今、領域Aを肺胞気、領域Bを毛細血管とすると、これらの間の比例定数が拡散能（lung diffusion capacity：D_L、単位はml/min/mmHg）である。

$$\frac{dV}{dt} = D_L \times (P1 - P2) \quad \cdots\cdots (4\text{-}1)$$

我々が知りたいのはO_2の輸送であるが、血液中にすでに存在するO_2と新たに摂取されたO_2を区別することはできないため、肺拡散能検査では、大気中にも体内にも存在していない一酸化炭素（CO）が標識ガスとして用いられる。COとヘモグロビンの結合能力はO_2の240倍とされており、吸入されたCOが血中に移行するとただちにヘモグロビンと結合するため、血液中のガス分圧は0とみなすことができる。また、呼気後半のCO分圧は肺胞気CO分圧と等しいとみなすことができる。さらに、全肺気量（TLC）を何らかの方法で測定しておけば、吸入終了時の肺胞気CO分圧がわかる。これら3つの値から、息ごらえ時間中に肺胞気から血液中に移行したCOの量が算出され、式4-1（正確には式4-1を積分した式）を用いて、D_{LCO}が算出される（図4-2）。

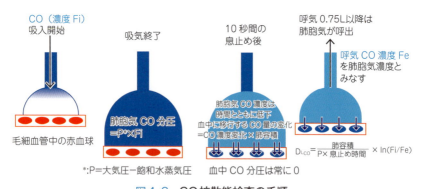

図4-2　CO拡散能検査の手順

このようにして得られた肺拡散能には、肺胞表面積や肺胞膜の厚さ、血液中へのガスの溶解度、ヘモグロビンとの結合度など、さまざまな要素が含まれている。計測値が異常値を示したときに、どの要素が影響しているのかを知る必要がある。前に述べたように、O_2の輸送は、肺胞気から赤血球までの輸送と赤血球内のヘモグロビンと結合して輸送される過程に大別される

(図4-3)[1]。

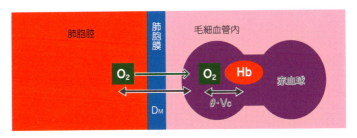

図4-3 肺胞腔からヘモグロビンまでのO_2の輸送

　前者の拡散能はD_M(もしくは膜成分、Mはmembraneに由来)とよばれ、後者はO_2とヘモグロビンの結合速度に比例し、また、血液量にも比例する。比例係数をθ、血液量をV_Cとすると、その輸送能は$\theta \cdot V_C$と表され、血液成分とよばれる。それぞれの成分がどの程度寄与するかについて、そのままでは数式で表現しにくい。そこで、拡散能の逆数を「拡散抵抗」と定義し、電気回路に見立てた表現が用いられている。電気回路の電流Iと電圧P、抵抗Rには以下の関係がある。

$$R = \frac{P}{I}$$

電流に相当するのが単位時間当たりに移動するガスの量(dV/dt)、電圧に相当するのが分圧差とみなすことができるので、肺拡散能(D_L)の逆数が「抵抗」に相当する。ガス分子を「拡散しにくくさせる」度合い、という意味である。そう考えると、膜性成分と血液成分は酸素の流れに対して直列に並んでいるので、以下の関係式が成立する。

$$\frac{1}{D_L} = \frac{1}{D_M} + \frac{1}{\theta \cdot V_C} \quad \cdots\cdots \text{(4-2)}$$

　膜性成分と血液成分を個別に評価する方法として、COとヘモグロビンの結合速度が血中O_2分圧によって変化することを利用する方法がある。O_2分圧が高いとすでに多くのヘモグロビンがO_2と結合しており、COとの結合速度が低下するからで、COのθとO_2分圧には、$1/\theta = 1.3 + 0.0041 \times O_2$分圧という関係があるとされている。室内気吸入下と高濃度O_2吸入下でD_{LCO}を計測すると、その差から拡散能の血液成分が計算できる。この方法によって計測されたD_{LCO}の膜性成分と血液成分は同等とされている。D_Mは肺胞気

と毛細血管の間の距離に反比例し、肺胞表面積に比例する。したがって、肺線維症で肺胞壁が厚くなるとD_Mが低下し、その結果、D_Lが低下するとされている。また、肺気腫では肺胞表面積が減少する結果、D_Lが低下するとされている。

　ここまでは既存の教科書にある説明である。しかし、この説明には致命的な欠陥がある。血液が動いていない、という欠陥である。D_{LCO}の測定（1回呼吸法）では呼吸停止している間に肺胞気から除去されたガスの量が計測されるので、気流は0である。しかし、心臓は当然ながら動いており、肺胞気から血液に移動したガスは血流に乗って運び去られる。物理学で、移流拡散（advective diffusion）とよばれている現象である。読者の中には、「式4-2のV_C（＝毛細血管血液量）は肺血流量と毛細血管の通過時間の積だから、血流はちゃんと考慮されている」と反論される方があるかもしれない。しかし、V_C自体は毛細血管の静的な容積であって、血流の有無を問わない。実は、この通過時間こそ、拡散能の解釈を混乱に導いた犯人である。

2　毛細血管通過時間の怪

　ほとんどすべての呼吸生理の教科書に、赤血球が肺胞の毛細血管を通過する時間は安静時で0.75秒と書いてある。「健常者では最初の0.2秒で肺胞気からヘモグロビンにO_2が移動する。たとえ拡散障害があっても安静時の酸素化に支障はないが、運動によって血流が速くなると、毛細血管通過時間が短縮するので、低酸素血症に陥る」という説明が図4-4とともに示されている。0.75秒という値は、式4-2を提唱したRoughtonが1945年に主張したものである[2]。彼は、毛細血管通過時間は全毛細血管血液量（L）と全肺血流量（L/s）との比（s）に等しいとして、この値を算出しているが、ここに重大な陥穽がある。この関係はすべての肺胞の毛細血管が1本づつ完全に並列に肺動静脈とつながっている場合に限り成立するが、実際の肺毛細血管の構造はそうではない（COLUMN 4-2をお読みいただきたい）。彼自身はその誤りに後に気がついたようで、式4-2が提唱された1957年の論文[1]では通過時間の絶対値が表に出ない形式に理論を修正している。また、複数の肺胞を血液が通過する場合についても考察している。しかし、通過時間の絶対値の妥当性についてはまったく言及していないため、0.75秒がそのまま後世に受け継がれてしまったのである[3]。

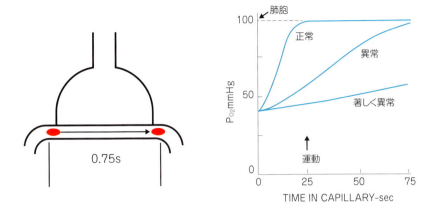

図4-4 教科書（West）にある毛細血管通過時間の説明図

　血液は、亜細葉の肺細動脈から肺胞壁の毛細血管に移行し、亜細葉間に位置する肺細静脈に戻る。その間に多数の肺胞壁を通過し、肺胞膜を介して肺胞気と接触する。細動脈から細静脈の間に介在する肺胞の個数を調べた研究はわずかしかないが、ネコでは約20個という報告がある[4]。第7章で紹介する著者の亜細葉モデルでは、平均10個である。重なり合いを考慮して肺胞1個あたり0.5秒であるとすれば、亜細葉内毛細血管の滞在時間は5秒程度になる。肺循環時間は安静時の健常成人で約5〜12秒とされている[5]。右心室から肺細動脈終端までの時間と肺細静脈から左心房までの時間を差し引いた時間が毛細血管通過時間であるから、少なく見積もっても3秒程度と考えられる。それでも、肺胞気のO_2がヘモグロビンと結合するのに要する時間（0.2秒とされている）の10倍以上である。

　第2章で、肺亜細葉を商店街にたとえた。商店街の裏通りをバイク便が列をなして通ることにしよう。バイク便は幹線道路（肺細動脈）から裏通り（毛細血管）に入り、荷物（O_2もしくはCO）を受け取り、別の幹線道路（肺細静脈）に合流する。荷物の受け取りに0.2秒かかるが、商店街に滞在する時間は十分あるので、すべてのバイクが容量制限まで荷物を積むことができる。ここで、バイク便の速度が倍になったとしよう。商店街に滞在する時間は半減するもののまだ余裕があるので、やはりすべてのバイクが容量制限まで荷物を積むことができる。そうすると、単位時間当たりの荷物の運び出し量は速度に比例して増加する。つまり、O_2輸送量は血流量に比例して増加することになる。図4-5に肺胞商店街で起こっている様子を示す。従来の考え

方に沿って描いた図4-2との違いがおわかりいただけると思う。

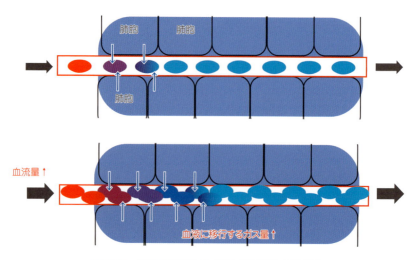

図4-5　肺胞商店街におけるガス輸送の横式図

　図4-4左の模式図も、血液が左から右に流れているかのように描かれている。しかし、図4-4右のグラフは、静止している血液中のO_2分圧が時間とともにどう変化するかを表しているだけで、血液の動きを表しているのではない。この図でO_2が移動する方向は肺胞気から血管に向かう縦方向だけで、横方向のO_2の動きは考慮されていない。

　肺血流量を直接計測することは困難であるが、運動負荷時のO_2消費量から心拍出量を推定することで、間接的に肺血流量を推定することができる[6]。それによると、D_{LCO}も、その膜成分、血液成分のいずれも、心拍出量に比例して変化することが実験的に確かめられている。肺血流量の増加によって血液成分が増加することは納得できるが、拡散能と膜性成分が増加することは、従来の教科書の説明と矛盾する。従来理論は根本的に修正されなければならない。

3　肺拡散能は有効肺血流量の指標

　移流拡散（advective diffusion）とは、流体に含まれる物質が拡散しなが

ら流れとともに移動する（advection）ことを意味する。式4-1にも式4-2にも、血流に関する項は入っていない。図4-6において、縦方向のO_2輸送に関与するものは肺胞膜であり、肺胞膜を介する拡散だけである。しかし、血液内で起こるO_2の移動は、血漿からヘモグロビンまでの輸送過程と血流による横方向の移動の双方がある。以下は、ガス輸送の方向を考慮した著者の修正案である。

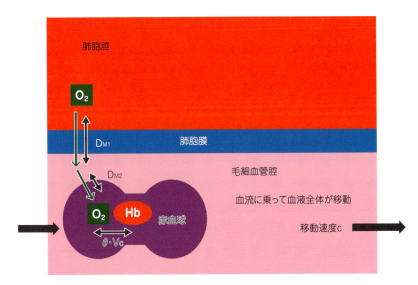

図4-6　移流拡散によるO_2の輸送

　まず、拡散の膜成分（D_M）を2つに分ける。D_{M1}は肺胞膜を通過する移動で、D_{M2}は血液内での移動である。D_{M2}は血漿中の拡散と血漿から赤血球の膜を通過する過程を合わせたものである。したがって、式4-2は、

$$\frac{1}{D_L} = \frac{1}{D_{M1}} + \frac{1}{D_{M2}} + \frac{1}{\theta \cdot V_c} \quad \cdots\cdots (4\text{-}3)$$

と書き換えることができる。そこで、血漿由来と赤血球由来の成分をまとめてD_Bとすると、

$$\frac{1}{D_B} = \frac{1}{D_{M2}} + \frac{1}{\theta \cdot V_c} \quad \cdots\cdots (4\text{-}4)$$

という関係が成り立つ。
　肺胞膜には血流はないので、D_{M1}は血流の影響は受けないが、D_Bは血流

と相互作用を受ける。移流と拡散のどちらが優勢かを判断するのに、以下に定義されたPéclet数（Pe）が用いられる。

$$\mathrm{Pe} = \frac{流速 \times 対象領域の長さ}{拡散定数}$$

Peの値が10以上だと移流が優勢、0.1以下だと拡散が優勢と判断される。水中のO_2の拡散定数は空気中のそれの約1万分の1で、約$16 \times 10^{-4} \mathrm{mm}^2/\mathrm{s}$である。一方、毛細血管中の赤血球の流速を、Roughtonは約0.5mmとしている[2]（0.5mmの根拠は、小腸の毛細血管を観察したBazettの論文[7]によっている）。領域の長さを0.3mmとしても、Péclet数は100以上である。つまり、血液中のO_2の輸送は血流によってなされ、血漿から赤血球への拡散はほとんど影響しないことがわかる。D_Bは血流速度に比例するので、式4-4は、血液の流速cを用いて次のように書き換えることができる。

$$\frac{1}{D_B} = \frac{1}{a \cdot c} + \frac{1}{\theta \cdot \beta \cdot c} \quad \cdots\cdots \quad (4\text{-}5)$$

式4-5のaとβは、それぞれ、血漿から赤血球内部に移動する過程と赤血球内部でヘモグロビンに結合する過程に関わる係数で、$D_{M2} = a \cdot c$、$V_C = \beta \cdot c$の関係にある。式4-3と組み合わせると、D_Lも以下のように書き換えることができる。

$$\frac{1}{D_L} = \frac{1}{D_{M1}} + \frac{1}{a \cdot c} + \frac{1}{\theta \cdot \beta \cdot c} \quad \cdots\cdots \quad (4\text{-}6)$$

D_{M1}は肺胞気と毛細血管の間の距離に反比例し、肺胞表面積に比例する。肺胞膜はきわめて薄く、かつ肺胞表面積は極めて広いため、式4-6において$1/D_{M1}$の寄与はほとんどないことは多くの研究者が認めているところである[3)8)9)]。結局のところ、従来いわれている膜成分と血液成分は、$a \cdot c$と$\theta \cdot \beta \cdot c$に書き換えることができる。そうすると、心拍出量の増加によって血流速度（c）が増加することで、D_{LCO}も膜成分も血液成分もすべて同じ割合で増加する理由が説明できる。

多くの研究者が肺胞膜における拡散は安静時のO_2輸送にほとんど影響しないと主張している[3)8)9)]にもかかわらず、肺拡散能検査で低値を示す病態は、臨床的に「拡散障害」と診断されている。肺気腫の場合は肺胞表面積の減少、間質性肺炎の場合は肺胞膜の肥厚が原因と教科書に書かれている。「肺胞膜の変化よりもむしろ換気不均等が重要」と書いてある教科書もあるが、臨床医向けの教科書では「間質性肺炎では肺胞壁の肥厚によって拡散が障害される」となっている。なぜ、臨床研究者は、実験研究者や理論研究者の研

究成果を採用しなかったのであろうか。私見であるが、肺胞膜の拡散障害を放棄すると、間質性肺炎で低酸素血症になる理由を説明できなくなるためであろう。

　結局のところ、「D_{LCO}の低下は、O_2輸送過程のどこかに障害があることを示し、重症度と相関する」というのが臨床上の事実である。「O_2輸送過程の中のどこか」とは、前節でみてきたように、ずばり、肺血流である。特発性肺高血圧症におけるD_{LCO}の低下は、肺動脈の狭窄による血流量低下が原因である。総肺血流量が維持されていたとしても、肺管床が減少していたり（肺気腫）、シャントがあれば（間質性肺炎）、吸入気と接する有効肺血流量が減少し、それがD_{LCO}に反映される。肺気腫におけるD_{LCO}の低下は肺胞表面積の減少が原因と説明されてきたが、真の原因は、肺血管床の減少による有効肺血流量の減少である。間質性肺炎のシャントについては第3章第3節で触れたが、ここであらためて詳しく説明する。

4　間質性肺炎におけるガス交換障害の本態

4-1　間質性肺炎の「間質」とは

　肺炎は、肺胞腔内に滲出液が貯留する肺胞性肺炎と肺胞壁に炎症が生じる「間質性肺炎」に大別される。日本呼吸器学会の『特発性間質性肺炎の診断・治療ガイドライン』[10)]によると、「肺の間質は，肺胞腔を支える肺胞壁の間質を狭義の間質，その他の気管支血管周囲，小葉間隔壁および胸膜下などの間質を広義の間質と呼ぶ」とされている。ここでいわれている「肺胞壁の間質」とは、具体的には肺胞上皮下に存在する毛細血管や結合織であるが、光学顕微鏡の解像度では、肺胞上皮の基底膜を認識できないので、肺胞上皮の病変なのか上皮下の病変なのかを識別することはできない。また、一般的に、狭義の○○は広義の○○に包含される関係にあるはずであるが、上記の定義ではそうはなっておらず、「間質性肺炎の場合」と「それ以外の場合」で定義が異なることを示している。間質性肺炎の間質は、つまるところ肺胞壁である。間質性肺炎とは「肺胞壁の形態が変わる肺炎」ということである。そして肺胞性肺炎は「肺胞腔内に浸出物が貯留するが、肺胞壁の形態は変化しない肺炎」ということになる。

4-2　間質性肺炎における肺胞壁の形態変化

　従来の教科書では、肺胞構造が正常状態から間質性肺炎になる過程の説明として、肺胞壁の位置は変化せずに壁厚だけが増加するように記されている。しかし、現実に、個々の肺胞壁の変化を追跡して観察することは、動物実験であっても現代の最先端画像技術を用いても不可能である。したがって、このような変化は、異なる個体（もしくは同一個体の異なる部位）から得られた組織標本を継ぎ合わせて推論したものである。肺胞壁が肥厚するという推論は、はたして正しいだろうか。

　間質性肺炎の特徴的な臨床所見は肺の容積減少である。肺胞性肺炎では肺胞腔内に滲出物が貯留するので、含気量は低下しても肺の容積は減少しない。胸部CTで、肺胞性肺炎の領域の境界が健常部に向かって凸の曲線になるのは、空気よりも滲出液の方が重いからである。一方、間質性肺炎の場合は、境界が健常部に向かって凹の曲線になる。これは病変部の容積が減少しているからである。それでは、肺の容積減少はどのようにして起こるのだろうか。従来の説明では容積減少のメカニズムはわからない。本書第2章第5節で説明したように、「肺胞壁の肥厚」とは、虚脱した肺胞の肺胞壁が折り重なった状態を誤認したものなのである（ARDSの肺胞虚脱については第6章で再び取り上げる）。

4-3　D_{LCO}低下の原因は肺胞虚脱による血流シャント

　肺胞が虚脱した状態にあると、肺実質の膨張収縮ができなくなるので、換気量が0になる。ただし、肺胞管自体に閉塞はないので、肺胞管には含気があり、無気肺とは異なる（CT画像ですりガラス濃度を呈するのはこのためである）。換気は0であっても、血流はある程度保たれるので、シャント効果が生じる。ここを通過する血液はまったくガス交換に与からないため肺拡散能検査で吸入下COを肺外に運び出すことができず、そのため、D_{LCO}が低値を呈する（図4-7）。

　実際、第3章第3節で述べたように、ARDSや特発性間質性肺炎でシャント率が高い値になることが、MIGET法による換気血流比実験で確かめられている[11]。

　肺炎の中には、肺胞腔内の浸出液の吸収が不完全で器質化し、個々の肺胞壁が肥厚する場合もあり得る。器質化肺炎の肺胞壁の所見がこれに該当すると考えられる。この場合は図4-8のようなガス輸送になると考えられる。肺コンプライアンスの低下によって換気量は軽度低下するが、拡散能検査に

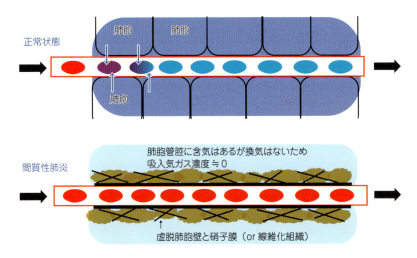

図4-7 肺胞虚脱によるガス輸送障害の模式図

は影響しない。また、ガスが肺胞膜を通過する時間が遅延するが、血液が肺静脈に至るまでの時間内には通過するので、これも拡散能検査には影響しないと考えられる。

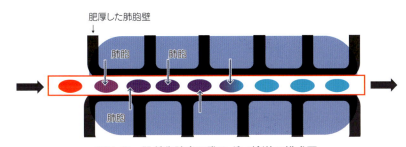

図4-8 器質化肺炎の際のガス輸送の模式図

【文献】

1) Roughton FJW, Forster RE. Relative importance of diffusion and chemical reaction rates in determining rate of exchange of gases in the human lung, with special reference to true diffusing capacity of pulmonary membrane and volume of blood in the lung capillaries. J Appl Physiol 1957; 11: 290-302.
2) Roughton FJW. The average time spent by the blood in the human lung

capillary and its relation to the rates of CO uptake and elimination in man. Am J Physiol 1945; 143: 621-33.
3) Staub NC. Alveolar-arterial oxygen tension gradient due to diffusion. J Appl Physiol 1963; 18: 673-80.
4) Zhaung FY, Yen MR, Fung YC, et al. How many pulmonary alveoli are supplied by a single arteriole and drained by a single venule? Microvasc Res 1985; 29: 18-31.
5) 片山一彦．呼吸機能の正常値：平均肺循環時間・肺血量など．呼と循 1966；14：806-9.
6) 荻谷政明，井上雅樹，青木弘道，ほか．健常人の運動時における肺拡散能に影響を与える諸因子についての検討．日呼吸会誌 1998；36：117-21.
7) BAZETT HS. General outline of the circulation. In: Bird P, Bazett HC, Cowgill GR, eds. Macleod's physiology in modern medicine. St. Louis: C.V. Mosby Company, 1941.
8) Finley TN, Swenson EW, Comroe JH Jr. The cause of arterial hypoxemia at rest in patients with "alveolar-capillary block syndrome". J Clin Invest 1962; 41: 618-22.
9) Forster RE, Crandall ED. Pulmonary gas exchange. Annu Rev Physiol 1976; 38: 69-93.
10) 日本呼吸器学会びまん性肺疾患診断・治療ガイドライン作成委員会，編．特発性間質性肺炎の診断・治療ガイドライン．日呼吸会誌 2005；43：179-207.
11) West JB, Wagner PD. Ventilation-perfusion relationship. In: Crystal RG, Barnes PJ, West JB, Weibel ER, eds. The lung: scientific foundations, 2nd ed. New York: Raven Press, 1997: 1693-709.

COLUMN 4-1　匂いを嗅ぐときクンクンする理由

　空気中の物質の移動というと、拡散をイメージする読者が多いと思うが、私たちの生活の中には、気流による移動の方が重要な場合が多い。身近な例をいくつか挙げてみよう。

　私たちは、においを嗅ぐとき、鼻をクンクンさせる。部屋中に匂いがたちこめているときは、クンクンするまでもなく、匂いを感じるが、小さな花の香りを嗅ぐときは鼻を花に近づけてからクンクンさせる。花の奥のわずかな範囲にしか拡散していない香り物質を、鼻の奥にある嗅覚細胞まで運ぶために、鼻腔内部を陰圧にして花から鼻に向かう気流を作り出しているのである。もちろん、鼻粘膜が侵されて嗅覚が失われた状態では、いくらクンクンしても匂いは感じない。

　運行中のフェリーのデッキには進行方向から強い風が吹く。誰かがデッキでたこ焼きを食べているとしよう。風上にいる人たちは何も気づかないが、風下にいる人たちにはおいしそうな匂いがする。青のりも飛んでくることがある。たこ焼きの匂いが拡散で広がるよりも、風に流される方が速いためである。

　扇風機は部屋の中の空気をかき混ぜるだけで、部屋の温度を下げる効果はないのだが、風が当たると涼しく感じる。体の周囲にある空気は、体温によって暖められ、体温と同じ温度になる（温度の伝わり方は物質の拡散と同じ法則で、その式は熱伝導方程式とよばれている）。室内の温度は体温よりも低いので、扇風機やうちわで風を起こすと、体の周囲の空気が吹き飛ばされて、温度の低い空気に体が接する。昨今の温暖化によって、室内温度が体温よりも上昇することが日本でもまれではなくなっている。その場合は扇風機を使っても体を冷やす効果はない。クーラーで室内温度を下げなければならない。

COLUMN 4-2　毛細血管の通過時間について

　図4c-1のようなまっすぐの管があり、一定の流量の血液が流れているとしよう。管の容積をV（L）、流量をQ（L/s）とする。また、管内の流速はどこも等しいとしよう。この場合、印をつけた部分が管の左端から右端に移動するのに要する時間T（s）は、T＝V/Qと算出される。図4c-1では、V＝75mL、Q＝100mL/s（＝6L/min）としている。

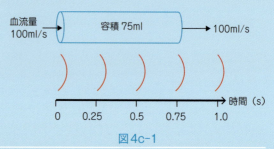

図4c-1

　実際の肺胞の毛細血管はこのような形状ではなく、長さはとても短いが、総断面積は広大であるから、下図のような形状である。しかし、総容積が等しければ、通過時間は上図の場合と同じである。ただし、断面積は3億個の肺胞の毛細血管の総和であるから、細かな管に分かれている（形状2）。この場合も、すべての細管が完全並列であれば、個々の管の通過時間はやはり同じである。ところで、実際の肺胞の毛細血管は完全並列ではなく、形状3のようにあちこちで吻合し、直列並列が入り乱れたネットワーク構造をなしている。T＝V/Qという式では、平均通過時間を推定できない。

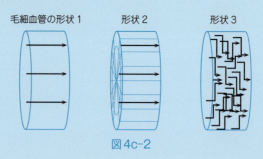

図4c-2

第5章

非侵襲的人工換気：ハイフローセラピーを中心に

1 ガス交換の異常を機械を用いて是正する

　第4章までは、ガス交換のしくみとそれが臨床検査にどのように反映されるかについて説明した。第5章以降は、ガス交換の異常を機械を用いて是正する方法、すなわち呼吸管理について、新しい呼吸生理学の考え方にもとづいて考察しよう。とはいえ、私自身は現在診療は行っていないので、具体的な装置の扱いなどについては言及せず、物理学的なメカニズムに論を絞る。また、呼吸筋の異常や呼吸調節の異常がある場合も人工呼吸器の適応になるが、本書では、肺に異常がある場合を対象とする。

　「ガス交換の異常を機械を用いて是正する」方法には、2つの方法がある。換気を人工的に調節することでガスの異常を是正する方法と、血液を体外に取り出してガス交換を行う方法である。前者は人工換気、もしくは人工呼吸とよばれ、後者は人工心肺もしくは人工肺とよばれる。前者には、大気よりも低い圧を肺に与える方法（陰圧換気）と、大気よりも高い圧を口側に与える方法（陽圧換気）がある。陰圧換気は100年近く前、ポリオによる呼吸筋麻痺に対して「鉄の肺」が開発された（図5-1[1]）。頭部以外の人体がすっぽり入るタンクの内部を陰圧にすることで吸気がなされ、大気圧に戻すことで呼気がなされる。大がかりな装置が必要なこともあり、陽圧換気法が普及した1960年代以降はほとんど使われなくなった。

　陽圧換気法として多く用いられる方法は、気管にチューブを挿入してそこから送気する方法であるが、挿管せずに気道内を陽圧にすることも可能である。前者は侵襲的陽圧換気（invasive positive pressure ventilation：IPPV）、後者は非侵襲的陽圧換気（noninvasive positive pressure ventilation：NPPV）と区別されている。NPPVはマスクを顔面に密着させることで気道内を陽圧に保つ方法で、挿管に比べて不快感が少なく、管理も容易なため、軽症の急性呼吸不全や慢性呼吸不全の在宅治療に用いられている。近年は、密閉マスクすら必要としないハイフローセラピーが急速に普及している。

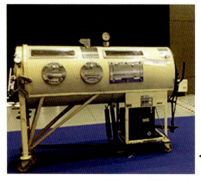
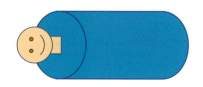

←第57回日本呼吸器学会総会（2017）で
展示された静岡市立静岡病院の鉄の肺

図5-1　陰圧式人工換気装置「鉄の肺」
（静岡市立静岡病院. 日本呼吸器学会で「鉄の肺」を展示しました. 静岡市立静岡病院ホームページ. URL：http://shizuokahospital.jp/infomation_tetsunohai_201704.htmlより改変引用）

　ハイフローセラピーを非侵襲的陽圧換気の一種とすることには異論があるかもしれないが、高流量によって気道内は陽圧になっている。少なくとも、「ガス交換の異常を機械を用いて気管挿管なしで是正する」方法なのであるから、「非侵襲的人工換気」の一種であることは確かである。

2　ハイフローセラピーとは

　ハイフローセラピーとは、鼻カニューレから高流量（10～50L/min）の空気を持続的に供給する方法である。ネーザルハイフロー酸素療法（nasal high-flow oxygen therapy）とよばれる場合もあるが、O_2投与よりは高流量であることが重要であるということで、近年は、ハイフローセラピーという呼称が用いられている。そもそもは、吸入気O_2濃度を一定に保つことを目的に開発されたが、予想以上に血液ガスが改善することから、簡便性もあいまって臨床現場に急速に普及している。血液ガス改善のメカニズムとしては、死腔内のCO_2洗い出し効果と呼気終末気道内圧の陽圧化による肺胞虚脱防止効果が推定されている[2]が、臨床効果との乖離がある。
　鼻カニューレから送気された空気は呼吸による気流とどのように相互作用するのだろうか。気道内でどのようなガス分布になるのだろうか。それらのうち、何が臨床効果の原因なのだろうか。ハイフローセラピーの臨床効果を説明し、その適応を明らかにするためには、これらのことが解明されなけれ

ばならない。実験的に気道内のガス分布や気道内圧を計測することは不可能ではないが、被検者の重症度や原疾患などの影響があり、解釈が困難な場合が多い。一方、ヒト呼吸器系の構造を模したコンピュータモデルを用いた気流シミュレーションは、これらの問題の答えを数値として与えてくれる。シミュレーションの結果がどこまで信頼できるか、という疑問は当然あろうが、計算流体力学による気流のコンピュータシミュレーションは、航空機の設計や気象予測の分野で高い信頼性を得ている。呼吸中の気流についても、呼吸器系の4Dモデルが高精度に作成されているのであれば、その結果もある程度は信頼できる。さらに、コンピュータシミュレーションでは、モデルの気道容積を変更したり、1回換気量を変更するなど、実臨床では実施困難な状況を模擬することが可能であり、新たな換気法の開発につなげることができる。

3　ハイフローセラピー下の気流をシミュレート

3-1　呼吸器系のコンピュータモデル

　鼻、口、咽頭、喉頭、頸部気管からなる上気道は、きわめて複雑な形状をしている（図5-2左）。ハイフローセラピーの効果を調べるには、上気道局所の気流を知ることよりも、大気と肺の間でガスがどのように輸送されるかを知ることが重要であるので、上気道に関しては、複雑な形状を再現するよりも、本質を保った幾何形状でモデル化するのが得策である。口唇を閉じると、舌と口蓋が密着し、口腔は閉鎖される。鼻孔は2つあり、鼻腔も鼻中隔で左右に分かたれているが、咽頭で合一する。したがって、空気は1つの鼻孔から出入りするとして、鼻腔から頸部気管に至るまでの気道を1本の曲楕円柱に模すことが可能である（図5-2右）。この上気道モデルをKitaokaの4D肺モデルと連結させることにより、ヒトが鼻呼吸を行なう際の呼吸器系モデルが作成される（図5-3）。

　肺内気道の気流シミュレーションでよく用いられる手法は、3Dの気道樹モデルの末端から空気が出入りするものである。しかし、実際の気道には末端はなく、気道は気腔領域につながっている。そして、気腔領域の容積が変動することにより、空気の移動、すなわち、気流が起こる。肺が動かないと気流は生じないのである。したがって、肺内気道の気流シミュレーションを

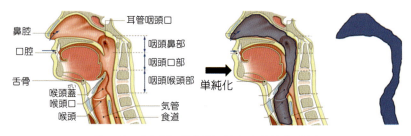

図5-2　上気道の解剖図（左）と単純化（右）

行なう場合は、気道樹だけでなく気腔領域もモデル化されていなければならない。さらに、呼吸運動によって拡張収縮する4次元モデルでなければならない。Kitaokaの4D肺モデルは、呼吸運動によって肺実質が拡張収縮するモデルで、肺実質は最終気道の内径と同じ辺の長さをもつ立方体の集合として表現されている。図5-3に示した肺モデルの総枝数は67本で、肺は34の領域に分割されており、各領域は肺の亜区域に相当する（ただし、S^4、S^5、S^7は区域のまま）。最終気道から肺実質の空気が供給される経路が立方体集合の中に構築されており、経路の壁は疑似肺胞壁としてガス交換に与かる。ただし、疑似肺胞壁自体は1枚の面であり、内部に血流はない。第7章で詳しく説明するが、肺胞壁内部に血流を備えた肺亜細葉モデルでシミュレーションを行なったところ、亜細葉内の肺胞気ガス分圧は、呼吸細気管支が肺胞管に移行する近傍を除いては、空間的にも時間的にもほぼ一様で、健常状態においては、亜細葉内の肺胞気平均O_2分圧の呼吸性変動は1Torr以下であることが明らかになった。そこで、4D肺モデルの疑似肺胞壁のガス分圧を一定値（O_2分圧100 Torr、CO_2分圧40 Torr）に固定しておくことで、気道内の気流分布から気道壁および気道内のガス分圧を算出できる。

　ハイフローセラピーでは、鼻カニューレが鼻孔に差し込まれる。実際には鼻カニューレは2つの送気口があるが、モデルでは、半径5mm、長さ1cmの1本の円管とし、呼吸による気流は周囲の鼻孔から出入りするとした。2秒間の吸息と4秒間の呼息で370mlの空気が換気されるよう、肺実質が移動変形する（図5-4）。図5-4上段を見ると、肺の下端が1cmほど上下しているのがわかる。下段のグラフは、時刻ごとの肺容積の変化である。最小容積（吸気開始直前、呼気終了時）と最大容積（吸気終了時）の差が1回換気量である。

　気流計算を行なうための形状モデルは、計算の精度に見合うような大きさ

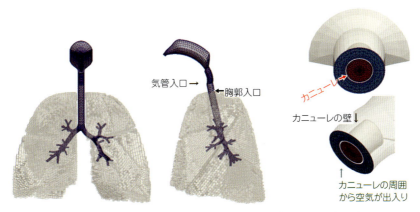

図5-3　単純化した上気道と胸郭内気管を連結した4D肺モデル

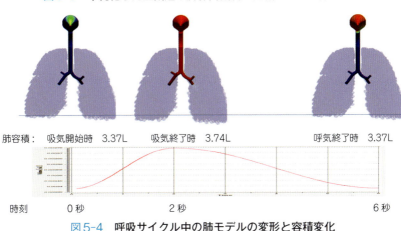

図5-4　呼吸サイクル中の肺モデルの変形と容積変化

の多面体（有限要素とよぶ）に分割されている。多面体の頂点を節点とよぶ。図5-3の肺モデルは、約280万個の四面体からなり、節点数は約80万である。0.01秒ごとに各節点がどの位置にあるかを指定すると、図5-4に示したように計算機内で肺が動く。

3-2　計算方法

　呼吸シミュレーションに用いた計算の方法を工学的に表現すると、「有限要素法流体解析ソフトウエア（米国Altair Engineering社製、AcuSolve）を用いて非圧縮性流体のナビエ・ストークス方程式とO_2・CO_2の拡散方程式

の連成計算を移動境界条件下に解く」となる。

「非圧縮性流体」とは、密度が常に一定の流体という意味である。空気は密閉空間では容易に圧縮されるが、大気とつながっている場合は、また、音速以下であれば、非圧縮性流体として動く。肺の容積変化に見合うように空気が移動するので、単位時間当たりの容積変化量が、その時に気道の上端から出入りする気流量に等しくなる。

「ナビエ・ストークス方程式」とは、流体の運動方程式のことである。「拡散方程式」とは、「単位時間当たりに移動する物質の量は、濃度勾配に比例する」という法則を3次元空間の方程式にしたものである。第4章の式4-1は、その簡易表現である。「連成計算」とは、運動方程式と拡散方程式を同時に解くという意味で、第4章で説明した「移流拡散」の解き方である。「移動境界条件」というのは、空気が存在する領域の境界（つまり、気道壁や肺胞壁）が移動することを条件にしている、という意味である。この条件があれば、気道の上端の気流量を指定しなくとも、境界が移動したことで変化する容積に応じた気流量が気道の上端から出入りする。

ハイフローセラピーのシミュレーションでは、気道の上端は、鼻カニューレ（図5-3右の赤色の部分）と周囲の隙間（緑色の部分）に分かれている。鼻カニューレには一定の気流量が強制的に流れているので、肺内に出入りする気流量と鼻カニューレの気流量を差し引きした流量が隙間から出入りすることになる（図5-5左、空気0.0004kg/s＝0.33L/s）。鼻カニューレ流量が0の場合は、鼻カニューレからも自発呼吸の一部が出入りする（図5-5右）。鼻カニューレと周囲の気流量の合計が、肺に出入りする気流量である。

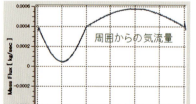

図5-5　呼吸サイクル中の気流量

吸入気のO₂分圧を200 Torr（28％に相当）、CO₂分圧を0 Torrとした。肺実質壁のO₂分圧を100 Torr、CO₂分圧を40 Torrとした。また、吸息開始直前の肺内、気道内のO₂分圧とCO₂分圧は100 Torrと40 Torrとした。O₂、CO₂の拡散係数はそれぞれ、$2.0 \times 10^{-5} \mathrm{m^2/s}$、$4.0 \times 10^{-4} \mathrm{m^2/s}$として計算した。呼吸サイクル2回分（8秒間）を0.01秒刻みで計算した（計算時間：約2 hr×60 CPU）。

鼻カニューレの気流量を0 L/minから50 L/minに変化させ、気道内の平均内圧、O₂分圧、CO₂分圧の推移を算出した。また、2回目の吸息で再吸入されたCO₂量を算出した。また、鼻カニューレの気流量を20 L/minに固定して1回換気量の影響を検討した。さらに、鼻カニューレの太さの影響も検討した。さらに、鼻腔の容積を±30％変化してその影響を検討した。

図5-6に、鼻カニューレの流量が0の場合（上段）と20 L/minとした場合（下段）の流速分布とO₂分圧の分布の時間変化を示す。左から1秒後（吸気中間）、2秒後（吸気終了）、4秒後（呼気中間）、6秒後（呼気終了直前）

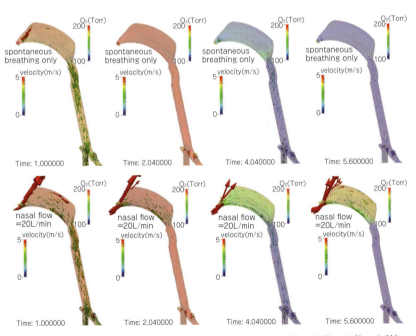

図5-6　呼吸サイクル中の流速分布とO₂分圧分布（1秒、2秒、4秒、6秒）

上段：鼻カニューレ流量0、下段：鼻カニューレ流量20 L/min。

である。矢印はその部位の流速を、気道の色表示はO_2分圧を表している。鼻カニューレからはジェットのような気流が鼻腔内に入り、鼻咽喉腔内で旋回しているが、気管以下の気道の流速分布は、鼻カニューレ流量0の場合とほとんど同じである。O_2分圧も、鼻咽喉腔では呼気中に大きな違いはあるが、気管以下の気道にはほとんど違いはない。

3-3　ハイフローによるCO_2洗い出し

図5-7は、呼気終末時のCO_2分圧の分布である。青色の部分が洗い出しによってCO_2分圧が0になった部分である。鼻カニューレ流量が40L/minであっても、鼻咽喉腔内しか洗い出しされないことがわかる。部分的な洗い出し効果も頸部気管までにとどまっている。図5-8は、呼気終末時の気道内の平均CO_2分圧（左）と再吸入されたCO_2量（右）が、鼻カニューレの流量によってどう変わるかを調べた結果である。CO_2の洗い出し効果は、鼻腔流量が15L/min以上になると頭打ちになることがわかる。

　鼻カニューレ流量と洗い出し効果の関係は、以下の数式で説明できる。1

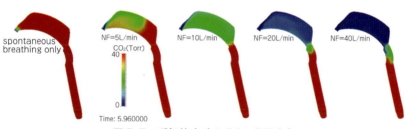

図5-7　呼気終末時のCO_2分圧分布

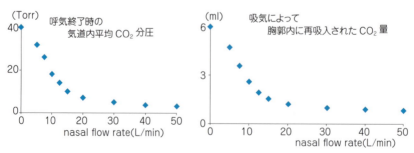

図5-8　呼気終末時の気道内の平均CO_2分圧（左）と再吸入されたCO_2量（右）

回換気量をV_T、呼気時間をt秒とすると、平均呼気流量QはV_T/tになる。単位時間当たりで肺胞領域から気道内に供給されるCO_2の量は、肺胞気CO_2分圧をP_Aとすると、分圧換算で$P_A \times Q$である。一方、鼻カニューレから供給されるCO_2は0である。呼気中は、鼻カニューレからの空気と肺から呼出される空気の双方が気道内で混ざるので、気道内の平均CO_2分圧Yは、鼻カニューレ流量をXとすると、

$$Y = \frac{P_A \times Q}{Q + X}$$

という、双曲線グラフの関係式になる。双曲線がX軸にほとんど並行になるところで、頭打ちになる、というわけである。平均呼気流量Qが大きいほど（1回換気量が大きいか、呼気時間が短いほど）グラフがX軸から遠ざかる。つまり、CO_2の洗い出し効果が小さくなることがわかる。この式には死腔容積も鼻腔容積も入っていない。鼻腔容積を変えたモデル（図5-9）を作成して、呼気終末の鼻咽喉腔内のCO_2分圧の変化を調査したが、ほとんど影響はないことが確かめられた。

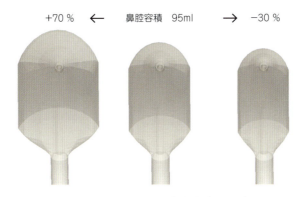

図5-9　いろいろな鼻腔容積のモデル

3-4　ハイフローによる気道内圧上昇

図5-10に、呼吸中の気道内圧の変化を示す（$100\,N/m^2 = 1.0\,cmH_2O$）。ハイフローの有無にかかわらず、呼吸の気流量に追随して吸気時に低下し、呼気時に増加するが、鼻カニューレからの気流があると、それによって全体が底上げされ、かつ、気流量による変動が増強されている。鼻腔内と気管内、肺内の圧にはほとんど差がない。

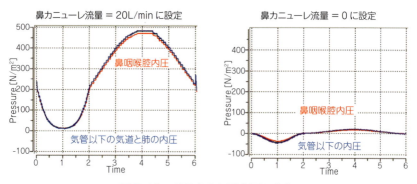

図5-10 呼吸中の気道内圧の変化

　図5-11は、呼気流量最大時（上段）と呼気終末時（下段）の圧力分布が鼻カニューレの流量によってどう変わるかを調べた結果である。鼻カニューレから送気される気流が抵抗器の働きをして気道全体の圧が増加していることがわかる。気道内圧と鼻カニューレ流量の関係を図5-12に示す。呼気流量最大時と呼気終末時の双方とも、気相内圧が鼻カニューレ流量の2乗に比例している。肺胞虚脱防止として通常用いられる呼気終末圧（10cmH$_2$O）

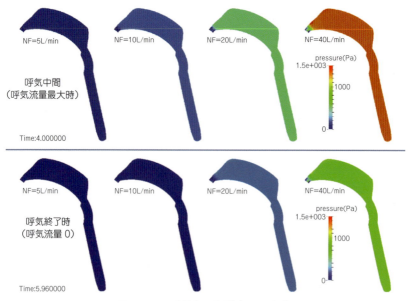

図5-11 呼吸中の気道内圧の変化

にするには40L/min以上の流量が必要である。図5-13は、鼻カニューレ流量を20L/minに固定して、1回換気量を0.5倍、1.5倍、2倍に変えたときの気道内圧をプロットしたものである。吸気時間は同じなので、気流量も同様に変化している。1回換気量を増加させると呼気時最大気道内圧が比例的に増加すること、呼気終末気道内圧は変わらないことがわかる。呼気流量の増減に伴って気道内圧が増減するのは、呼気流が鼻腔内でカニューレからの気流とぶつかることで、流れが大きく乱れるためである。

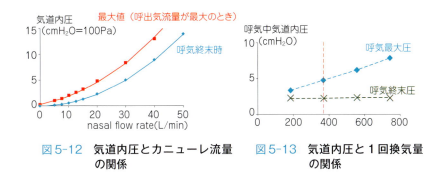

図5-12　気道内圧とカニューレ流量の関係

図5-13　気道内圧と1回換気量の関係

図5-14は、Parkeらが実測した上気道内圧のグラフである（35L/min）[4]。このグラフでは、呼気時の気道内圧のピークは呼気開始直後にあり、その後は呼気終末まで漸減している。ハイフローセラピー中の患者の呼気流量を計測することは困難であるが、本シミュレーションと同様、呼吸による気流量の変動と一致していると考えられる。なお、本シミュレーションの気道内圧の値が図5-14に示した実測値より高いのは、実際の気道はより柔軟に拡張することで気道内圧の増加を抑えているからであろうと推測される。ハイフローセラピーの臨床効果のメカニズムとして呼気終末時の気道内圧増加が挙げられてきたが、呼気中の気道内圧については言及されてこなかった。実は、これこそが、ハイフローの臨床効果の最大要因であると考えられる。次節で詳しく説明する。

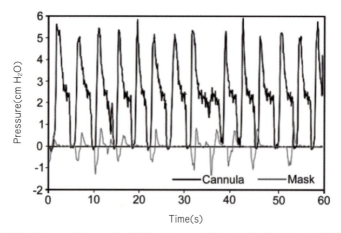

図5-14 ハイフロー中（35L/min、口閉）の上気道内圧の実測例
（Parke R, McGuinness S, Eccleston M. Nasal high-flow therapy delivers low level positive airway pressure. Br J Anaesth 2009; 103: 886-90 より転載）

4 呼気中の気道内圧増加の臨床的意義

　前著『コペルニクスな呼吸生理』第1章で、1秒率70％以下の閉塞性換気障害では努力呼気時に縦隔内気道が変形狭窄することを述べた。そして、前著第5章で、末梢気道障害の指標であるといわれている$\dot{V}_{50}$や広域周波オシレーション法で計測される呼吸抵抗の周波数依存性（R_5-R_{20}）は呼気時の大気道の虚脱の程度を反映していると述べた。図5-15は、肺気腫症例の最大努力呼気中の4DCT画像である[5]。縦隔内気道（胸郭内気管、主気管支、右葉気管支）が呼息開始直後に虚脱する（青色の矢印は、気管が胸郭内に入る部分を指している）。縦隔内気道の後壁（＝膜様部）は軟骨を欠くので、胸腔内圧の変動や隣接臓器の影響で容易に変形しうる。図5-15でも膜様部が内側に陥入して、三日月状になっている。健常者では努力呼気終了近くに膜様部が軽度変位するが、1秒率が計測される間、つまり、1秒以内は、ほとんど変化はない。我々はこの所見を4DCTで観察したが、なんと驚くべきことに、1960年代にすでにシネ気管支造影検査で観察されており、米国胸部外科学会誌に原著論文として報告されていた[6]。日本でも同様の研究が1970年代になされていた[7]。紙媒体で保存されていた昔の論文が最近になっ

てPDFファイルとして電子化されたことでこれらの論文を再発見することができたのだが、それまでは、世界中のほとんどの呼吸器科医が知らないままに数十年間が経過していたのである。

　流体力学では、管を通る気流の速度が大きいと内圧が低下すること（ベルヌイ効果）が知られている。健常者の最大努力呼気時の気管内の気流速度は10m/sを超えるが、気管壁の組織の支持力が気流による内圧の低下に対抗するので虚脱を免れる。しかし、過膨張した肺によって膜様部が圧迫されていると、管壁の支持力が対抗しきれず、膜様部がさらに内側に引き込まれてしまうのである。肺過膨張の原因は肺気腫に限らない。閉塞性細気管支炎や気管支喘息の発作時など、狭窄気道のチェックバルブ機構によって肺過膨張の状態にあると、このメカニズムで1秒率が低下する。

　このメカニズムによれば、肺気腫に対する肺容量減量術や、中枢気道のみを拡張させる吸入抗コリン薬の治療効果が簡単に説明できる。また、エアロゾルシンチで肺門部にホットスポットが出現する理由も説明できる。吸入時には肺内に到達した粒子が呼出される際、狭窄した縦隔内気道の上流側の壁に沈着するからである。なお、気管内挿管をしただけでは、気管チューブよりも遠位側の膜様部が虚脱するため、呼気時気流制限は解消されない。

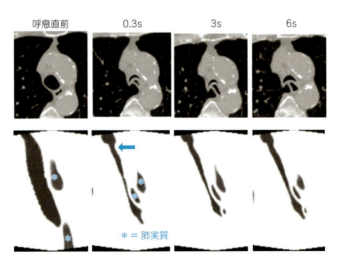

図5-15　肺気腫症例の最大努力呼気中の4DCT画像
上段：水平断、下段：矢状断。

第5章　非侵襲的人工換気：ハイフローセラピーを中心に

我々は、最大努力呼気時の4DCT画像を撮影したが、安静呼気時にも程度は軽いながら、同様の現象が起こっている（図5-16）。呼気流によって気管内が負圧になり、気管膜様部が内側に引き込まれ、変形狭窄を来している。図5-16では、気管の断面が吸気時の約70％に減少しているので、呼気時の気道抵抗は吸気時の約2倍に増加していると推測される。もっと呼出しようとして力めば力むほど、胸腔内圧が上昇し、気管が外から圧迫されるので、気流制限が増強する。ここにハイフローセラピーが施行されると、どうなるだろうか。呼気流による気管内の負圧が解消され、気管の形状が保たれることが容易に想像できる。呼気流制限が解除され、十分に呼出することができるようになると、残気量が減少し、1回換気量が増加し、低換気が是正されると考えられる。

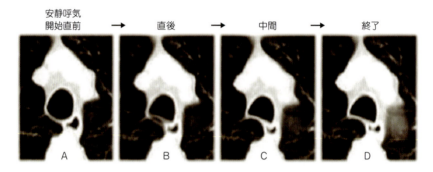

図5-16　肺気腫症例の2DダイナミックCT画像[9]
（画像は東北大学産業医学分野黒澤一教授よりご提供）

　閉塞性換気障害に限らず、呼吸不全にある患者の多くは努力呼気を余儀なくされるため、胸腔内圧が陽圧になる。閉塞性換気障害に比べれば程度は軽いものの、同様の現象が起きていると推測される。ハイフローセラピーによって、本当に気管の変形狭窄が防げるのかどうかは、ダイナミックCTもしくはダイナミックMRで検証できる。動態画像による検証は、ハイフローセラピーの適応を明らかにするためにも必要と考える。

　これまでは、鼻カニューレの流量と臨床効果の関係を見てきたが、カニューレのサイズとCO_2洗い出し効果や気道内圧との関係も、シミュレーションで検討した（図5-17）。カニューレが太いと、呼吸による気流が出入りする鼻孔の面積が減少するため、呼気時の気道内圧は増加するが、CO_2洗い出

し効果は減弱することがわかった。カニューレを細くすると、気道内圧は減少するが、CO_2洗い出し効果はほとんど変化しない。カニューレが太すぎると、気道内圧が過剰に上昇して呼気動作を妨げる一方、細すぎると、カニューレからの噴流が鼻腔粘膜を刺激する。適正な鼻カニューレサイズの選択と鼻カニューレ流量の設定のためには、鼻咽腔内の圧を非侵襲的にモニタリングすることが重要と考えられる。

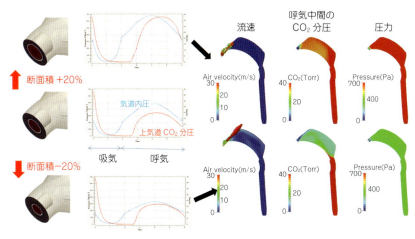

図5-17　鼻カニューレサイズの影響

5　ハイフローセラピー vs. NPPV

　非侵襲的陽圧換気（noninvasive positive pressure ventilation：NPPV）は、通常、密閉型のマスクを用いて陽圧を気道内に付加する人工換気である。NPPVの最もよい適応は心源性肺水腫で、持続的に気道に陽圧をかけること（continuous positive airway pressure：CPAP）で、心臓の前負荷と後負荷を軽減することが知られている。また、拘束性胸郭疾患においては、吸気時の加圧（inspiratory positive airway pressure：IPAP）が胸郭および肺を拡張させることで、換気量を確保する効果がある。COPDに対しては、呼気時の気道内圧を陽圧に保つこと（expiratory positive airway pressure：EPAP）が有効とされている。ただし、この場合、換気量を確保するために、吸気時の気道内圧を呼気時気道内圧よりさらに増加する必要がある（bilevel PAP）。

吸気圧と呼気圧の差を圧補助（pressure support：PS）という。

COPDに対するEPAPの効果は、ハイフローセラピーと同様の、呼気時の気管の虚脱防止効果で説明できると考えられる。それでは、COPDに対しては、NPPVとハイフローセラピーのどちらが有効であろうか。機器の管理や装着中の快適性なども重要な因子であるが、ここでは、換気効率をより改善するのはどちらかという点に絞って考えてみよう。

図5-3に示した肺モデルを用いて、NPPV施行中のガス分布や気道内圧の変化をシミュレートすることができる。ただし、この肺モデルには弾性は考慮されておらず、肺の運動はすべて境界条件として与えられているため、シミュレートできるのはCPAPのみである。具体的には、鼻カニューレの開口部に常に一定の圧を付加した状態で、肺の呼吸運動によってどのような気流が生じるかを計算するものである。呼気時の気道の動態を知ることが目的であれば、CPAPのシミュレーションで十分である。

図5-18は、CPAP 4cmH₂Oの際の気道内圧の変動である。比較として、20L/minのハイフロー中の気道内圧を右側に並べた。換気量は両者とも同じである。

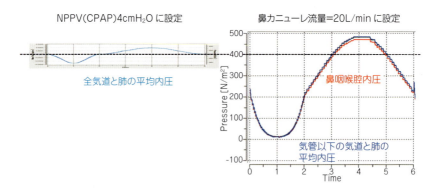

図5-18　呼吸中の気道内圧の変動
左：CPAP 4cmH₂O、右：鼻カニューレ20L/min。

CPAP中の気流による圧変動はきわめて小さく、図5-10右に示した自然呼吸の際と同じである。つまり、気道内圧のベースラインが0cmH₂Oから4cmH₂Oに増加しただけで、グラフの形はまったく同じで、ハイフローの際の圧変動と大きく異なる。この違いは、NPPVでは静的な圧が付加されてい

るのに対し、ハイフローでは気流によって動的な圧が生じているからである。前節で述べたように、閉塞性換気障害における呼気時の気流制限は、大気道の乱流によって生じる流体力学現象である。したがって、それを制御するためには、静的な圧を付加するのではなく、気流を付加するのが合理的と考えられる。

　NPPVとハイフローの臨床効果のメカニズムはまだよくわかっていないことが多い。NPPVの場合は気道内圧と気流量をモニタリングすることができるが、ハイフロー施行中は現時点ではこれらをモニタリングする方法がない。呼吸数の測定がせいぜいで、1回換気量も不明である。呼吸管理の適応の決定と至適モードの設定のためには、自発呼吸下で気流量と気道内圧を非侵襲的にモニタリングする技術の開発が不可欠である。

【 文　献 】

1） 静岡市立静岡病院．日本呼吸器学会で「鉄の肺」を展示しました．静岡市立静岡病院ホームページ．URL：http://shizuokahospital.jp/infomation_tetsunohai_201704.html
2） Dysart K, Miller TL, Wolfson MR, et al. Research in high flow therapy: mechanisms of action. Respir Med 2009; 103: 1400-5.
3） Ward JJ. High-flow oxygen administration by nasal cannula for adult and perinatal patients. Respir Care 2013; 58: 98-122.
4） Parke R, McGuinness S, Eccleston M. Nasal high-flow therapy delivers low level positive airway pressure. Br J Anaesth 2009; 103: 886-90.
5） 北岡裕子，平田陽彦，木島貴志．大きくかわる呼吸機能検査データの解釈：動態イメージングと流体力学に基づいた換気力学の再構築．アレルギーの臨 2014；455：268-73.
6） Rainer WG, Hutchinson D, Newby JP, et al. Major airway collapsibility in the pathogenesis of obstructive emphysema. J Thorac Cardiovasc Surg 1963; 46: 559-67.
7） 折田雄一．強制呼出の生理学的研究：第1編　気管支虚脱の部位に関する研究．京大胸部研紀要 1973；7：15-24.
8） 北岡裕子．強制オシレーション法による呼吸インピーダンス計測．コペルニクスな呼吸生理，東京：克誠堂出版，2015：79-89.

COLUMN 5-1　職業としての学問

　タイトルは、ドイツの社会学者マックス・ウェーバー（1864〜1920）が、1917年に学生に対して行なった講演をまとめた単行本の題名である（東京：岩波文庫、1980年刊）。25年前、臨床医から研究者への転向を志したときにこの本を読んだ。ありがたいことに、私は、工学部の大学院を修了してから現在までの約20年間、研究活動によって生活の糧を得る「職業研究者」である。10年前、職業として研究を続けることが困難になったとき、当時研究に使用していた米国製の流体解析ソフトウェアのご縁で、民間IT企業の学術顧問にしていただき、現在まで研究を続けさせていただいている。JSOLのエンジニアリングビジネス事業部は、製造業の製品開発に関わるシミュレーション（computer-aided engineering：CAE）を行なっている。私の研究は会社のビジネスとはまったく関係はないが、社会貢献の一環として医学研究における計算科学の有用性を示すことが、私に委託された業務である。

　『職業としての学問』の中に、研究者の仕事を芸術家のそれと対比して述べた箇所がある。「芸術には進歩というものがない。少なくとも学問で言うような意味の進歩はない。（略）真に芸術として『達成』している作品について、それが他の作品によって凌駕されたとは、誰も言うことはできない。ところが学問の場合では、自分の仕事が10年たち、20年たち、また50年たつうちにはいつか時代遅れになるであろうことは誰でも知っている。（略）学問上の『達成』は常に新しい『問題提出』を意味する。それは他の仕事によって『打ち破られ』、時代遅れとなることを自ら欲するのである。学問に生きるものはこのことに甘んじなければならない」

　世にあふれる学術論文の多くは、打ち破られることもないままに時代遅れとなり、忘れられていく。そうではなくて「打ち破られる」に値する研究をしろ、ということなのだと自分に言い聞かせた、25年前のことを今もよく覚えている。

COLUMN 5-2 「着物ビズ」推進運動、続行中

　着物ビズを始めて10年近くになる。2008年の11月に現職にしていただいて以来続けている。最初の1年間は在宅勤務で、週に1回程度の出社だったので、着物ビズの開始にはうってつけの環境だった。最初のころは、街を歩いていると、時々知らない人から「着物っていいですね」などと声をかけられた。「がんばってね」という励まし（？）の言葉をいただいたこともある。まだ着慣れていなかったので、初々しさがあったのだろう。10年経って初々しさはまったくなくなり、年も取ったので、お声をかけていただくことはほとんどなくなった。

　2010年4月から現在までは、ほぼ毎日着物で通勤している。徒歩通勤なので、満員電車には乗らなくてすんでいる。たまに学会参加などで、通勤時間帯に地下鉄に乗ると、私の周囲に10cm程度の隙間ができて、見えないバリアーでお守りしていただいているような気持ちになる。私自身は洋服の場合と同じように対処していただいてまったく問題ないので、困り顔の周囲の乗客に申し訳ない気持ちになる。

　着物ビズを始めたのは、亡母の遺した着物を活用したいという思いと、日本文化を尊重したいという思いからである。着物の文化に込められた、自然への感謝とモノづくりの精神を研究に活かしたいという思いもある。個人的な動機はともあれ、国際学会で日本人が注目を集める手段として、着物は絶好のアイテムである。ポスターではなく着物を撮影されることもままある。とはいえ、10年間毎年参加している学会では、着物だけでは人は集まらない。

　残念ながら、社内で着物ビズを実践しているのは、いまだに一人だけである。やはり、普通の会社では難しいようだ。大学には、作務衣を着用されている研究者がたまにおられる。そういえば、昭和時代の病院の手術着は、作務衣だった記憶がある。現在も手術を受ける患者さんには浴衣が推奨されている。案外、着物ビズが最も進むのは、病院かもしれない。

第6章

侵襲的人工換気：高頻度換気を中心に

　侵襲的人工換気とは、気管チューブを通して肺に送気する方法である。全身麻酔手術や脳卒中など、何らかの理由で正常な自発呼吸が失われた場合と、肺疾患によって自発呼吸だけでは生体維持に必要なガス交換が営めない状態に陥った場合が適応になる。後者の代表が急性呼吸窮迫症候群（acute respiratory distress syndrome：ARDS）である。ARDSに対しては、生存率の改善に寄与できる確立した薬物療法はないが、1回換気量をできるだけ小さくし、呼気終末にも陽圧を維持する「肺保護換気」が推奨される治療法とされている[1]。そして、高頻度換気（high-frequency ventilation：HFV）は究極の肺保護換気とされている。HFVは新生児の呼吸窮迫症候群（infant respiratory distress syndrome：IRDS）には有効性が確立しているが、小児と成人に対するHFVの効果は明らかでなく、近年の臨床研究では否定的な報告が相次いでいる[2)3)]。本章では、ARDSの病態とHFVの理論を根本から見直していく。

1　ARDSと肺保護換気

　ARDSは従来、肺胞壁の透過性が亢進することで生じる非心源性肺水腫であるとされている[4]が、本書では、第2章第5節で、ARDSの主たる病理組織像であるびまん性肺胞傷害（diffuse alveolar damage：DAD）の本態は肺胞虚脱であると述べた。そもそも、ARDSの診断は、低酸素血症と両側の肺浸潤影によってなされるものであり、さまざまな病因が包含されているのであるから、ARDSと診断される症例の中に非心源性肺水腫があり得ることを否定するわけではない。ただし、肺胞虚脱による機械的組織損傷によって惹起された炎症の浸出物が肺胞管内に貯留することはあり得るが、それは肺水腫とはいわない。

　2016年に発行された3学会合同（日本呼吸器学会、日本呼吸療法医学会、日本集中治療医学会）の『ARDS診療ガイドライン2016』[1]には、ARDSの病態生理として6つの項目が挙げられている。シャント、換気力学の変化、

拡散障害、換気血流比不均等分布、肺血管抵抗の上昇、そして6番目に肺サーファクタント機能不全、である。「ARDSでは、肺サーファクタントの機能不全が存在し、肺胞虚脱から無気肺や肺内シャントが形成される原因となっている」との説明が記されている。これら6つの項目のうち、6番目以外は発症後に生じる変化であり、発症機序に関わるのは6番目だけである。2005年に日本呼吸器学会が発行したガイドライン[5]には、肺サーファクタントも肺胞虚脱もまったく記述がないことと比較すると、ARDSに対する認識が修正されつつあることがわかる。

　ただし、残念なことに「ARDSが非心源性の肺水腫」という考え方は2016年にも引き継がれている。ARDSが非心源性の肺水腫であるならば、肺保護換気がなにゆえ効果があるのだろうか。人工換気で引き起こされる肺胞の虚脱と再開放の繰り返しが肺胞上皮の傷害を悪化させる（ventilator-associated lung injury：VALI）ので、肺保護換気はそれを防ぐ、とされている。しかし、陽圧換気なしの自発呼吸でARDSを救命することはほとんど不可能であることを考えると、発症時にすでに肺胞虚脱が生じているとする方が合理的である。

　肺サーファクタント機能が何らかの原因で低下すると、呼気終末に肺胞口が閉じた肺胞は増加した表面張力に屈して虚脱する。いったん虚脱した肺胞は、肺外から陰圧を付加する自発呼吸下では元に復さないが、陽圧換気で気道内圧を陽圧にすれば再開放させることができる。図6-1は、仮想的な単一肺胞の圧量曲線にその時々の肺胞の形状を描き加えたグラフである。緑色の線は、肺保護換気の際にたどるループである。健常肺胞の場合は黒色の実線をたどる。最小容積から吸気が始まり気道内圧が上昇しても、肺胞口を覆う液膜（赤色の部）の表面張力を超えないと、肺胞内に空気は流入しないので、容積は変わらない。気道内圧が液膜の表面張力を超えると（＝臨界開放圧）、液膜が破裂し、肺胞容積が急速に増加する。肺胞口の開放によって一時的に気道内圧が低下することもある（negative compliance）。その後は肺胞容積が最大になるまで気道内圧が増加する。呼気相になると、気道内圧の低下とともに肺の容積も減少し、容積が最小値になると肺胞口が閉鎖する。肺サーファクタント機能不全があると、肺胞表面を裏打ちする液膜の表面張力によって肺胞が虚脱する（茶色の矢印）。しかし、陽圧換気下では再び拡張することができる（緑色の矢印）。気道内圧を常に臨界開放圧以上に保ち、1回換気量をできるだけ小さくすると、肺胞が開いたままの状態を維持できることがこの図から理解できる。

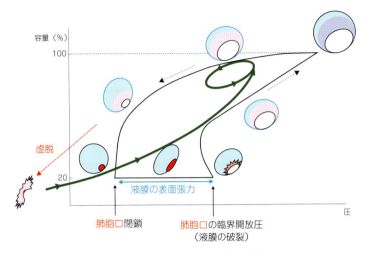

図6-1 肺胞の圧・量・形状曲線と肺保護換気のループ

　ARDSの呼吸管理では「O_2分圧のコントロールはPEEPで、CO_2分圧のコントロールは換気量で」、というのが基本方針とされているが、肺胞までのガス輸送自体は、第3章で述べたように、O_2もCO_2もほとんど同じである。両者の臨床上の違いは、吸入気のO_2濃度は室内気の21％から最高100％まで変えることができるが、CO_2濃度は0％以下にできないことに由来する。つまり、低換気によるO_2分圧の低下は吸入気のO_2濃度を上げることでカバーできるが、低換気によるCO_2分圧の増加をカバーする方法はない、という違いである。PEEPの第一義的役割は肺胞の虚脱防止であり、虚脱防止による肺内シャントの改善は、O_2分圧を増加させるもののCO_2分圧の改善には寄与しない。むしろ、PEEPによって呼気終末時の肺気量が増加すると、残気量が増加したのと同じであるから、吸入気が肺胞気によってより希釈されるため、換気効率が低下し、CO_2を増加させる。

　なお、2016年の3学会合同ARDSガイドラインの「病理」の章には、肺胞虚脱という語は依然として用いられていない。図6-2は、ARDSの病理像であるDADの説明としてガイドラインに掲載された図の転載で（赤丸は著者が加筆）、星印の部分が「肺胞嚢の虚脱」とある[1]。「肺胞嚢の虚脱」という表現は聞きなれないものであるが、詳しい説明はない。実は、拡張した肺胞管（著者が加筆した赤丸の部分）を裏打ちする硝子膜（矢印）の下で肺胞虚脱が起こっているのが、右側の拡大像で確認できる。

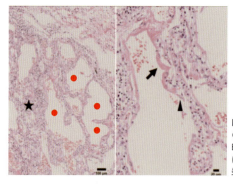

DADの時相別病理像（滲出期）：弱拡大像（左）と中拡大像（右）。肺胞嚢の虚脱（星印）に伴う肺胞道の拡大と肺胞道の内腔面に硝子膜の形成（矢印）をみる。一部には剝離したⅠ型肺胞上皮も観察される（矢頭）。

図6-2　ARDSガイドラインに掲載されているDADの病理画像（赤丸は著者の加筆）

（3学会合同ARDS診療ガイドライン2016作成委員会，編．ARDS診療ガイドライン2016 Part1．東京：日本呼吸器学会，2016より許可を得て改変転載）

　本書第2章第5節で、コンピュータモデルによる肺胞虚脱の断面像（図2-10）を示したが、図6-2の赤丸の部分は図2-10と同じパターンであることがおわかりいただけるであろう。従来、病理組織診断は2次元画像でなされてきたが、肺実質は複雑に入り組んだ3次元構造であり、かつ、呼吸運動によって周期的に変化する。呼吸器疾患の病理形態の理解には、4次元的な視点をもつことが重要である[6]。

2　高頻度換気（HFV）に関する従来の考え方

　HFVは、死腔容積以下の1回換気量を5～20 Hzの換気頻度で送気する人工呼吸法で、究極の肺保護療法とされている。HFVの従来理論の根底には、第1章第4節で述べた「肺胞換気量」の考え方がある。1回換気量が死腔容積以下のときは、肺胞換気量が0以下になるので、通常の呼吸頻度（0.15～0.25 Hz程度）では有効な換気はなされないが、高頻度の振動によって拡散が強化される（augmented diffusion）ことによってガス輸送が実現する[7,8]という説明である。1980年代にさまざまな研究がなされ[9]～[11]、強化拡散説に疑義を表明する研究者も少なくなかったが、現在では、肺胞換気量の概念とともに「振動による拡散の強化」という考え方が、呼吸診療に携わる医療者の共通認識になっている。そのため、HFVに替わって、高頻度振動換気（high-frequency oscillatory ventilation：HFOV）とよぶことが多くなっている。

　しかし、肺胞換気量の概念は、気流の物理学的な性質を無視した誤った考え方であることを本書第1章第4節で説明した。小児と成人に対してHFVの臨床効果がないのは、誤った理論が原因なのではないだろうか。高頻度換気によってガス輸送が行われているのは事実であるから、方法を改良すれば、臨床効果を高めることができるのではないだろうか。そのためには、HFVにおけるガス輸送のメカニズムを明らかにする必要がある。そこで、第5章のハイフローセラピーのシミュレーションで行なったのと同様の方法で、HFV施行中の気道内気流を解析した[12]。

3　HFV中の気流をシミュレート

3-1　コンピュータモデルと計算方法

　ハイフローセラピーのシミュレーションは自発呼吸が想定されていたが、HFVの場合は、気管チューブに相当する気管長をもつ肺の4D有限要素モデルを作成した（図6-3）。気道の総枝数は67本で、肺は34の領域に分割されており、各領域は肺の亜区域に相当する（ただし、S^4、S^5、S^7は区域のまま）。

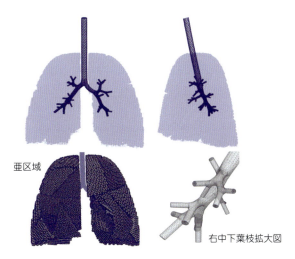

図6-3　**HFVシミュレーション用の4D肺モデル**

実際のHFVにおいては、装置から与えられる圧振動によって肺実質が変位し、肺実質の変位によって変化した容積に見合う気流量が気管チューブから出入りする。そこで、圧振動それ自体を境界条件として与えるのではなく、肺胞壁の変位を移動境界条件として与えることで、HFVの気流分布を計算した。具体的な計算方法はハイフローセラピーと同じである（非圧縮性流体のナビエ・ストークス方程式とガスの拡散方程式の連成計算。使用ソフトウエア：米国Altair Engineering社製、AcuSolve）。

　図6-3のモデルの気道容積は、気管の延長分も含めて46mlである。これは挿管された状態で自発呼吸をする場合の死腔容積であって、実際の呼吸器回路において、死腔容積をどのように算定するのかは不明であるが、本シミュレーションでは、死腔容積（V_D）を46mlとした。1回送気量（stroke volume：SV）を18〜360mlの範囲で、換気頻度を0.25〜20Hzの範囲で計算した。肺の変位は正弦波とした。気管上端の圧力を0、吸入気のO_2分圧を150Torr、CO_2分圧を0Torrとした。ガス分圧の初期値は、O_2分圧を100Torr、CO_2分圧を40Torrとし、ガス分布が呼吸サイクルごとに同一になるまで、計算を繰り返した（時間刻み：0.001秒、計算時間：約12hr×60CPU）。拡散の効果と対流の効果を分離するために、O_2の拡散係数を100万分の1にした計算も行なった。また、肺モデルのスケールを35%にして新生児の肺モデルとし、同様のシミュレーションを行なった。

3-2　計算結果

　シミュレーションによって、さまざまなことが明らかになった。まず、最初の2回の呼吸サイクルでO_2がどのように輸送されるかを見てみよう（図6-4）。SV＝18ml、f＝10Hzである。1サイクル終了時の気管内O_2分圧（中央）は上昇しており、元の状態（左端）には戻っていない。2サイクル終了

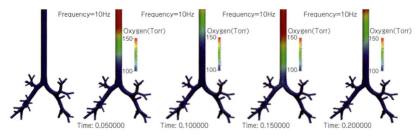

図6-4　最初の2サイクルのO_2分圧分布の推移（SV＝18ml、10Hz）

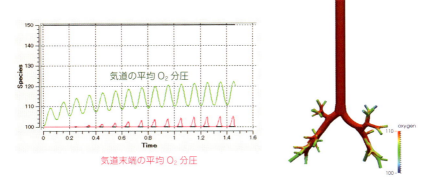

15回目の吸気終了時のO₂分圧

図6-5　15サイクル中のO₂分圧分布の推移（SV＝18ml、10Hz）

時（右端）には、O_2分圧の上昇部分が気管の奥まで進んでいるのがわかる。図6-5は、15回サイクルで気道内のどこまでO_2が輸送されたかを示した図である。O_2分圧は15サイクル、つまり、1.5秒でほぼ定常サイクルになっている。わずか18mlのSVであっても、O_2が肺まで到達することがわかる。

亜区域枝からさらに2〜3回分岐したモデルも作成し（総枝数341本、気道容積56ml）、シミュレーションを行なった（図6-6）。同一のSVと換気頻度では亜区域モデルとほとんど差はなかった。実際の肺では、肺胞領域に達す

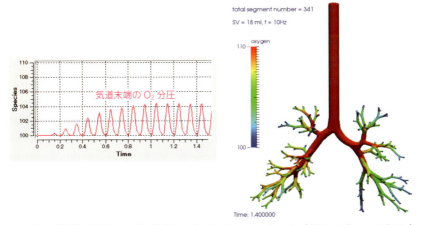

図6-6　総枝数341本の肺モデルによるシミュレーション（SV＝18ml、10Hz）

第6章　侵襲的人工換気：高頻度換気を中心に　85

るまでに、なお約3cm程度の距離があるので、定常サイクルに至るまでの換気回数は増えるであろうが、本質的な違いはないと考えられる（気道の枝数を増やすと、計算時間が著増するので、以下のシミュレーションはすべて亜区域モデルで行なった）。

　ここで見られたO_2輸送は、換気が高頻度だからなのであろうか。頻度を0.25 Hz（つまり、4秒に1回）で計算してみたところ、時間スケールは異なるものの、10 Hzの場合とほぼ同じ結果が得られた（図6-7）。単位時間当たりのO_2輸送量は、10 Hzの場合の1/40にしかならないが、高頻度でなくとも、O_2輸送はなされるのである。

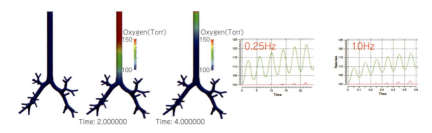

図6-7　換気頻度が0.25 Hzの最初の1サイクルのO_2分圧分布の推移（SV＝18 ml）

　今度は、O_2の拡散係数をあえて100万分の1にして、0.25 Hzで計算してみた（図6-8、1サイクルを4フレームで可視化）。粒子状物質が拡散しないで気流だけで輸送される状態に相当する。この場合、気道表面のように流速が0の部分ではほとんどO_2は動いていない（図6-8上段）が、断面を見ると、中央の気流に乗って気道の奥深くまでO_2が到達している。本書第1章第5節で説明した通りである。断面のO_2分布を平滑化すると、図6-4とほぼ等しくなることにご留意願いたい。拡散の効果は気流による濃度の不均等をならす役割りを果たしていることがご理解いただけるだろう。全体としてのガス輸送量は、拡散の有無にはほとんど影響されていない。

　図6-8は換気頻度が0.25 Hzであるため、気流は層流であるが、5～10 Hzの場合は乱流になる。図6-9は換気頻度が10 Hzのときの1サイクル目のO_2分圧分布（左側）と流速分布（右側）である（O_2の拡散係数は100万分の1）。中央にプロットした気流量が吸気相と呼気相で等しくなる時点を比較できるように、配置している。乱流なので、吸気相の気管内の流速分布はほぼ一様

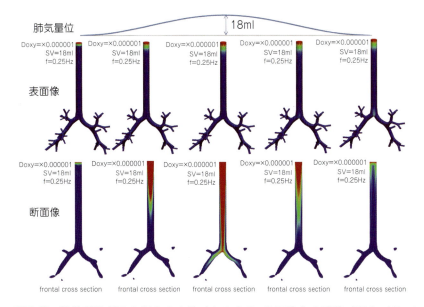

図6-8 拡散係数が0の場合の1サイクルのO_2分圧分布の推移（SV=18ml、0.25Hz）

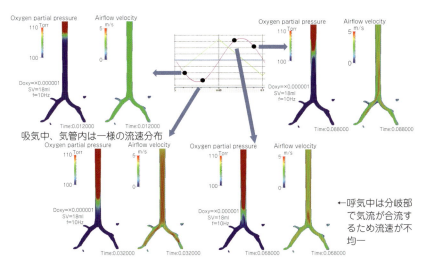

図6-9 気道中央断面のO_2分圧分布と流速分布（SV=18ml、0.25Hz、拡散係数=0）

第6章 侵襲的人工換気：高頻度換気を中心に 87

であるが、呼気相では、左右の主気管支から気流が合流するため、複雑な流速分布を呈している。仮に、呼気相の流速分布が、吸気相の流速分布と一致していたら、時間を巻き戻すように、気管内のO_2分圧分布も元に戻るはずである。呼気終末時の気道内O_2分圧が吸気開始時よりも高くなるのは、吸気時の流速分布と呼気時の流速分布が異なるためである。仮に気道樹が分岐のない1本のまっすぐな管であったら、吸気流と呼気流の流速分布は同じであるため、少量のSVでは何回換気を繰り返しても肺胞領域に届くことはない。少量のSVでも換気がなされるメカニズムは分岐構造のおかげである。

実は、このメカニズムは、強化拡散を説いたFredbergらの論文[7]が1980年にScience誌に掲載される4カ月前に、流体力学者のSchererら[9]によって同じScience誌に掲載されている。彼らはHFVのガス輸送のメカニズムは分岐による吸気流呼気流の非対称性であると理論と実験で主張している[9,10]が、彼らの説をHFVのメカニズムに挙げている教科書や総説はきわめて少ない。

3-3　極小換気量でも換気がなされるメカニズム

なにゆえ、吸気流呼気流の非対称性があるとガス輸送が起こるのか、簡単なモデルで説明しよう（図6-10）。

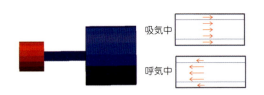

図6-10　吸気流呼気流の非対称性を説明する簡単モデル

左のバッグと右の肺がチューブでつながっている。左のバッグから、空気中に含まれるある物質（赤色）が供給されるとしよう。吸気時間と呼気時間は等しく、一定の流量が行き来するとしよう。吸気時の流速はどこも同じだが、呼気時の流速は中央部が速く（1.5倍）、辺縁部が遅い（0.5倍）としよう。中央部と周辺部の容積が等しければ、全体としての呼気流量は吸気流量と等しい。1回換気量がチューブの容積よりも小さい場合、物質がどのように輸送されるかを見てみよう（図6-11）。1回目の吸気終末時には物質は肺には到達せず、呼気流によって戻されていくが、辺縁部の流速が遅いため、呼気

終了時（＝2回目の吸気開始時）にも少量ながらチューブ内に残存している。2回目の吸気流によって、残存した物質がチューブの奥深くまで運ばれ、2回目の吸気終末時にチューブ内に残存する物質の量は1回目の吸気終末時よりも増えている。そして3回目の吸気終末時には肺内に到達する。その後の呼吸サイクルで徐々に肺内に取り入れられる物質量が増加し、やがて一定値になる。

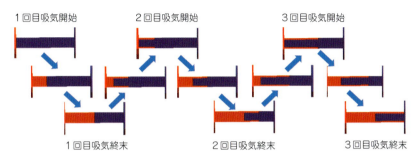

図6-11　**吸気流呼気流の非対称性によってガス輸送が行われるメカニズム**

このモデルで仮定した流速分布にかぎらず、どのような流速分布であっても非対称でありさえすれば、また、チューブの両端で物質の濃度差があるかぎり、濃度差を解消する方向に物質が輸送される。吸気流と呼気流の非対称性は気道の分岐によって生じる。図6-8上段右端の画像は、拡散しない物質（たとえば粒状物質）が呼気終末時に気管分岐部の壁面近くに滞留することを示している。肺の扁平上皮癌が大気道の分岐部に好発するのはよく知られた事実である。

3-4　1回換気量と換気効率の関係

HFVにおいて、換気効率はSVや換気頻度によってどのように変わるのかをシミュレーションで調査した。換気効率は、以下の式で算出される。

$$換気効率 = \frac{1回の吸気で肺胞領域に輸送されるO_2量}{SV \times 吸入気と肺胞気のO_2濃度の差}$$

シミュレーションの結果、換気頻度は換気効率には影響しないことが明らかになった。SVと換気効率の関係を図6-12に示す。空気が固体であるかのように輸送される場合は、換気効率は1−気道容積/SVである（図6-12の青色の破線）。SVが気道容積以下の場合はSVに比例するというScherer

らの理論研究がある[10]。今回のシミュレーションの結果は、両者が重ねあわされた結果になっている。なお、このシミュレーションでは、気管チューブの断面積は気管と同じ断面積としてモデル化されているが、実際の気管チューブの断面積はかなり小さくなっており、気流のジェット効果が増強している。また、実際のHFVではバイアスフローが流れているため、吸気流呼気流の非対称性が増強されている。これらの効果によって、実際の換気効率は図6-12に示した値よりももっと高値であろうと予想される。

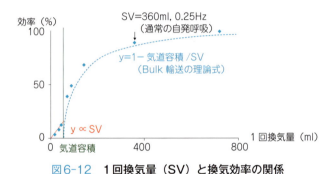

図6-12　1回換気量（SV）と換気効率の関係

3-5　換気頻度と気道内圧振幅の関係

肺保護換気戦略の立場からは、1回換気量はできるだけ小さい方がよいが、それでは単位時間当たりのO_2輸送量が不足するので、換気頻度を増やすことで補う必要がある。換気効率は換気頻度に影響されないから、SVが同じであれば、単位時間当たりのO_2輸送量は、換気頻度に比例して増加する。図6-12のデータを用いると、通常の自発呼吸（SV＝360 ml、0.25 Hz）で輸送されるO_2と同量のO_2輸送を行なうためには、1/10のSVでは換気頻度を10倍にするだけでは足りず、換気効率の比（約8倍）も掛けなければならない。つまり、0.25 Hzの10×8倍＝20 Hzの換気頻度が必要である。

高頻度換気の場合、きわめて短時間に気流の向きが反転するので、その都度、気道内圧が変動する。たとえば、SVが36 mlで換気頻度が20 Hzのときの気管内の気流の平均速度は約10 m/sである。最大努力呼気時の最大速度に匹敵する気流が0.025秒ごとに向きを変えるという、きわめて非生理的な状況であるが、悪影響はないのだろうか。図6-13に、本シミュレーションにおける気道内圧の振幅と換気頻度の関係を示す。気道内圧振幅が換気頻度の2乗に比例して増加することがわかった。換気頻度が大きくなると流速が

倍増するためである。SV＝36mlの場合、20Hzで気道内圧が約14cmH$_2$Oも上下することになる。これでは肺胞内圧を適正に維持することがきわめて困難である。また、気流の慣性力が増大するので、太くて直線的な主軸系の気流路に気流が集中する。主軸系から分岐する側枝では、主軸枝の気流によって肺胞領域から空気が吸い出され、無気肺が進行する。結果的に著しい換気不均等に陥り、換気能はむしろ低下する。小児・成人の臨床研究でHFVの臨床効果が認められなかった原因は、高頻度換気による気道内圧振幅の増加であると考えられる。

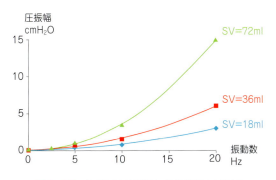

図6-13 　気道内圧振幅と換気頻度の関係

　肺モデルのスケールを35％にした新生児の肺モデルでのシミュレーションでは、HFVのガス輸送効率は成人と同じであったが、気道内圧振幅が成人の約0.1倍にとどまった。このことが新生児においてHFVが有効である理由と考えられた。
　現在の換気力学は、気流を電流と等価とみなす考え方に基づいている[12]。この考え方は層流以外の気流を排除した考え方であり、現在の呼吸器診療に大きな混乱をもたらしている。本シミュレーションで気道内圧振幅が換気頻度の2乗に比例するのも、気流が乱流だからである。HFVにおける強化拡散の提唱者であるFredbergは、口腔内に5〜20Hzの音波振動を与えて呼吸インピーダンスを計測する「強制オシレーション法」の開発においても主導的な立場をとってきた[13]。彼は、HFVのガス輸送も強制オシレーション法も交流電気回路のアナロジーで理論化しているが、電気回路モデルでは、気道内圧振幅は換気頻度に比例する。従来理論では、HFVにおける気道内圧振幅増加の悪影響が過小評価されていたと考えられる。

4 換気回路のデザインによる換気効率の向上

　以上より、単位時間当たりの換気量増加の手段として換気頻度を増加させるという戦略は、危険であることが明らかになった。それでは、単位時間当たりの換気量を増加させる手段がほかにあるのだろうか。

　極小換気量における換気のメカニズムは吸気流呼気流の非対称性である。非対称性の程度が強いほど、輸送効率が増加するので、同じSV、同じ換気頻度でも単位時間当たりの換気量の増加が実現する。最も簡単な方法は、分岐のない直進流路を短縮すること、つまり、気管切開である。シミュレーションによると、ガス輸送効率が3倍に増加する。

　気管切開をしないで換気効率を増加する方法としては、新鮮気を供給する気流路と振動流が往復する気流路を分離することである（図6-14）。吸気時には振動流より新鮮気が優先的に肺に流入し、呼気時には肺内からの空気が優先的に排出されるため、換気効率が向上する。気管内ガス吹送（tracheal gas insufflation：TGI）法の一種であるといえるが、これまで提案されているTGIはガス吹送のチューブと気管チューブは別々である[14)15)]。提案手法は、バイアスフローの流路と気管チューブとTGIチューブを一体化した換気回路で、従来回路のバイアスフローの吸気側がTGIチューブで代替された構造になっている。

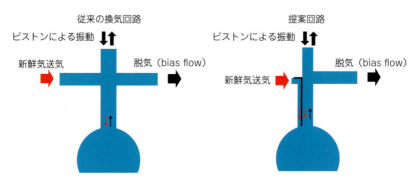

図6-14　新たな換気回路の提案

　実際にこのような回路が製作され実用化され得るかは不明であるが、計算機内にモデルを作成した（図6-15）。気管チューブとY字管が一体になっ

ており、TGI用の流路が組み込まれている。気管チューブ内径8mm、薄い半輪状のTGIチューブは内径1mmである。なお、チューブの構造が複雑で節点数が多くなったため、肺内気道は肺葉枝までをモデル化して計算した。

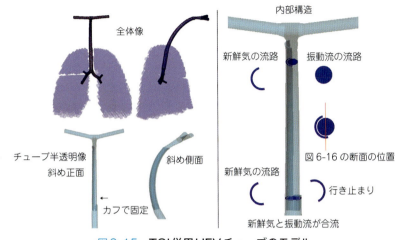

図6-15 **TGI併用HFVチューブのモデル**

図6-16は、上記のチューブを用いて、SV＝32ml、換気頻度＝5Hzでシミュレートしたときの第1回目の呼吸サイクルの様子である。左半分は新鮮気をTGIチューブから30L/min送気した場合で、右半分はTGIチューブを除去し、Y字管右入口から30L/min送気した場合である。後者は、従来のHFV回路でバイアスフローを流すのと同じ回路になる（図6-14左）。おのおのの画像の左の列は、チューブを含めた気道の右側表面におけるCO_2分圧、右の列は、気道の正中矢状断面（図6-15に図示）における流速分布である。TGIありの場合の流速分布では、常にTGIチューブ内を高速の新鮮気が通過する。そのため、吸気相の振動流の流路では、振動流とTGIチューブ先端からの逆流が相殺して、ほとんど流れのない状態にある。反対に呼気相では、肺からの空気が振動流路を通って排出されている。TGIなしの場合（図6-16右半分）と比べて、吸気流と呼気流の非対称性が際立っているのがわかる。その結果、呼気終末時のCO_2分布は、チューブ内だけでなく、肺葉枝末端においてもCO_2分圧が低値になっている。図6-17は、気道末端（＝本モデルでは肺葉枝末端）における平均CO_2分圧の推移である。TGIありの換気効率は、TGIなしの場合の1.7倍に増加している。

極小換気量におけるガス輸送の輸送効果を増加させるための方法は、ここに紹介した方法だけでなく、ほかにもいろいろあるであろう。さらなる工夫によってARDSの人工換気法が進歩することが期待される。

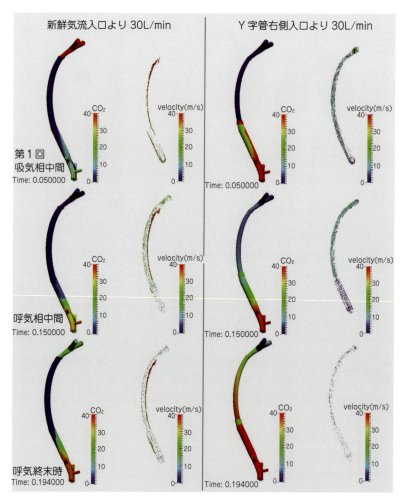

図6-16　チューブおよび気道内のCO_2分布と流速分布

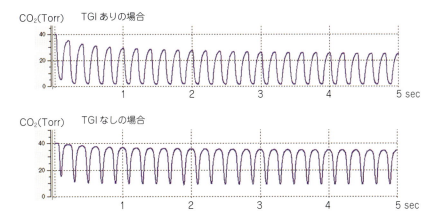

図6-17 肺葉枝末端における平均CO_2分圧の推移

【 文　献 】

1) 3学会合同ARDS診療ガイドライン2016作成委員会，編．ARDS診療ガイドライン2016 Part1．東京：日本呼吸器学会，2016．
2) Ferguson ND, Cook DJ, Guyatt GH, et al. High-frequency oscillation in early acute respiratory distress syndrome. N Engl J Med 2013; 368: 795-805.
3) Young D, Lamb SE, MacKenzie I, et al. High-frequency oscillation for acute respiratory distress syndrome. N Engl J Med 2013; 368: 806-13.
4) Ware LB, Matthay MA. The acute respiratory distress syndrome. N Engl J Med 2000; 342: 1334-49.
5) 日本呼吸器学会ARDSガイドライン作成委員会，編．ALI/ARDS診療のためのガイドライン．東京：日本呼吸器学会，2005．
6) 北岡裕子．呼吸器疾患の病理形態を4次元的に理解する．病理と臨 2014；32：79-84．
7) Slutsky AS, Drazen FM, Ingram RH Jr, Fredberg JJ, et al. Effective pulmonary ventilation with small-volume oscillations at high frequency. Science 1980; 209: 609-11.
8) Fredberg JJ. Augmented diffusion in the airways can support pulmonary gas exchange. J Appl Physiol Respir Environ Exerc Physiol 1980; 49: 232-8.
9) Haselton FR, Scherer PW, Bronchial bifurcation and respiratory mass transport. Science 1980; 208: 69-71.
10) Scherer PW, Haselton FR, Seybert JR. Gas transport in branched airway during high-frequency ventilation. Ann Biomed Eng 1984; 12: 385-405.
11) van der Kooji AM, Luijendijk SC. Longitudinal dispersion of gases measured in

a model of the bronchial airways. J Appl Physiol 1983; 59: 1343-9.
12) 北岡裕子．4D肺モデルを用いた高頻度換気療法時の気道内酸素分布シミュレーション．バイオエンジニアリング講演会講演論文集　2017：IC47.
13) Fredberg JJ, Mead J. Impedance of intrathoracic airway models during low-frequency periodic flow. J Appl Physiol Respir Environ Exerc Physiol 1979; 47: 347-51.
14) Dolan S, Derdak S, Solomon D, et al. Tracheal gas insufflation combined with high-frequency oscillatory ventilation. Crit Care Med 1996; 24: 458-65.
15) Mentzelopoulos SD, Malachias S, Zintzaras E, et al. Intermittent recruitment with high-frequency oscillation/tracheal gas insufflation in acute respiratory distress syndrome. Eur Respir J 2012; 39: 635-47.

COLUMN 6-1　マックス・ウェーバーの死因

　『職業としての学問』の著者マックス・ウェーバーは1920年に56歳で亡くなった。その後、1930年代に政権を奪取したナチスによってウェーバーの全著作は非国民的として禁書にされた。『職業としての学問』の中には、当時の大学教員の採用や業績評価の裏事情が語られている。また、「ヤンガージェネレーション」（訳本のまま）が反知性主義的な行動に走り勝ちであることを戒めるところもあり、100年後の現代ときわめてよく似ている。

　次のような一節もある。「学問に生きるものは、ひとり自己の専門に閉じこもることによってのみ、自分はここに後々まで残るような仕事を達成したという、おそらく生涯に二度とは味わえぬであろうような深い喜びを感じることができる。（略）それゆえ、いわばみずから遮眼革（めかくし）をつけることのできない人や、また自己の全心を打ちこんで、たとえばある写本のある箇所の正しい解釈を得ることに夢中になるといったようなことのできない人は、まず学問には縁遠い人である。（略）こうしたあまり類のない、第三者にはおよそ馬鹿げて見える情熱のない人は学問には向いていない」。このような人間は臨床医としては不適切な場合が多いであろう。30年前の私には、学問に生きられるかどうかは別として、自ら遮眼革をつけることと馬鹿げて見える情熱には自信があった。

　ウェーバーの死因はスペインかぜだったといわれている。1920年当時、スペインかぜの病原体は不明だった。抗ウイルス薬もECMOもなかった。南方仁ひきいる救命救急チームがECMOをひっさげて100年前のドイツにタイムスリップしたら、彼らはウェーバーを救命できたかもしれない。しかし、生還した彼が生きるのは、彼の著作を禁書にしたナチスの台頭が進むドイツである。「生きることは病である。睡眠は緩和剤、死は根本治療である」という言葉を残したウェーバーは、自分だけに与えられる特別な治療を拒否したかもしれない。

COLUMN 6-2　進路指導の思い出

　高校時代、数学が好きだったので、希望進路は理学部数学科だった。父が開業しており、両親は私も医師になることを望んでいたが、他の兄姉がすでに医学部に進んでいたので、比較的自由だった。ある日、数学の担当の先生が、担任でもないのに私を教員室に呼び出した。何か小言を頂戴するのかとびくびくしながら教員室に行くと、「数学科を希望しているらしいが、お前には数学の才能はない。数学科に行っても、数学者になれるのはごくわずかだ。医学部に行けば、皆が医者になれる。医学部に行け」と説教された。私が「才能がなくても、進学するのは自由ではないか」と反論すると、先生は「才能がないのに数学科に行ったなら、ワシのようなショボい数学教師になるのがオチだ。ワシのようになりたいのなら数学科に行け。そうでないなら医学部に行け」と重ねて言われた。私に特別な才能がないのは事実だったし、数学の先生がショボいおじさんなのも事実だった。先生が私と家族のことを思いやって、自らをネタにしてまで説得しようとしてくれたことは、子供ながらに理解できた。

　帰宅して父に伝えたところ、「医学部に行っても全員が医者になるとは限らない。生化学の教授になった大学時代の友人もいる。数学の才能がなくても、数学が好きだというセンスは、これからの医学に絶対に役に立つ。とりあえず、医学部に行ってみるのも悪くはないぞ」と父は言った。強制すれば反抗する私の性格を知りぬいた、巧妙なアドバイスだった。紆余曲折はあったものの、結局、父の言った通りになった。実は、父自身、大学で基礎医学の研究を続けたかったらしい。祖父は苦学の末、大正時代に外科病院を開業した。その長男の立場では、大学に残って研究を続けることはできなかったようだ。父は私に、自分が果たせなかった夢を託したのかもしれない。

第7章

埋め込み型人工肺は作れる

1 人工肺について

　現在臨床使用されている人工肺には、心臓手術の際に使用される人工心肺と重症呼吸不全の際に用いられる膜型人工肺（extracorporeal membrane oxygenation：ECMO）があるが、これらはいずれも、血液を体外に取り出して、O_2の供給とCO_2の除去を行なう装置であって、換気機能は装備されていない。移植肺のように、胸郭内に埋め込んで換気を営む人工肺は現在、まったく開発されていない。埋め込み型人工心臓がすでに臨床使用の段階に至っているのと大きな違いである。

　心臓が2心房2心室という単純な構造であるのに対して、頻回に分岐する気道と数億個の肺胞からなる肺の構造を人工的に模倣することは極めて困難である。医療系の学生は皆、「生命を維持するために必要なO_2を摂取するためには、テニスコート半面分の表面積が必要で、ガス交換膜は$1\mu m$以下でなければならない」と教わってきた[1]。そして「表面積が減少したり、ガス交換膜が肥厚すると、拡散が障害されて低酸素血症になる」と教わってきた。しかし、本当に、かくも広大な表面積とかくも微小な膜厚が必要なのだろうか。実用化されている人工心肺装置のガス交換に与かる表面積は$1〜2m^2$程度、ガス交換膜の厚さは$50\mu m$程度である。人工心肺における気相のO_2濃度は100%なので、約5倍に換算しても、テニスコートと卓球台の差がある。我々は、「テニスコート半面分の表面積と$1\mu m$以下のガス交換膜」というドグマに縛られて、埋め込み型人工肺の開発を諦めてしまったのではないだろうか。

　肺胞領域で起こっているガス輸送を定量的に把握するための最も確実な方法は、生体の肺胞気と毛細血管血のガス分圧を直接計測することであるが、動物実験でもそれは不可能に近い。それに代わる方法は、実際の肺胞構造を模したコンピュータモデルを用いた数値シミュレーションである。気流と血流の数値シミュレーションは、計算流体力学（computational fluid dynamics：CFD）で可能である。流体の運動方程式とガスの拡散方程式を同時に解くことによって、亜細葉内の肺胞気と血液のガス分圧が空間的、時間的にどのように変化するかを知ることができる。

著者が行なったシミュレーションの結果によると、ヒト肺胞構造はもっと粗大な方がむしろガス輸送に有利であることが明らかになった[2)3)]。径0.2〜0.3mmという肺胞のサイズは、ガス交換のためではなく弾性復元力を獲得するために必要であると考えられた。したがって、現在の人工肺で用いられている中空糸のサイズで埋め込み型人工肺を作成することは不可能ではない。

人工臓器の設計は、生体の構造機能シミュレーションの、いわば究極のゴールである。本章では、最初に計算機内に構築された肺胞構造の4Dモデルについて説明し、次いで、換気血流拡散の連成シミュレーションを紹介する。最後に、埋め込み型人工肺の可能性について考察する。

2 肺胞系の4Dモデル

第2章第2節で、ガス交換の最小単位は亜細葉であると述べた。亜細葉とは、最終呼吸細気管支が空気を供給する領域で、全肺気量位における容積は、約$15〜25mm^3$である。最終呼吸細気管支が分岐すると肺胞管になる。肺胞管はさらに数回分岐して終端の肺胞嚢になる。細気管支の分岐パターンは多くが2分岐であるが、肺胞管では3〜4分岐が通常である。また、細気管支においては、気道径は分岐するごとに小さくなるが、肺胞管は分岐しても大きさは変わらない。つまり、空間を充填しつつ分岐する管である。肺胞が付着することによって生じた壁の凸凹は、隣接肺胞管と凹凸が逆転する。したがって、肺胞構造のモデルを構築するためには、まずは、滑らかな壁をもつ空間充填分岐管を生成するアルゴリズムを構築し、その後、管壁に凹凸をつけて肺胞を作成すればよい。亜細葉内気流路生成アルゴリズム[4)]と肺胞生成アルゴリズム[5)]については、前著『コペルニクスな呼吸生理』で詳述した。ここでは要約して再掲する。

2-1 亜細葉内気流路生成アルゴリズム

肺胞管の内径は分岐しても変わらないので、空間を充填する分岐管を生成するには、まずは、空間を合同の多面体（セル）で分割し、すべてのセルを

つなぐ経路を求めればよい。経路の途上に位置する面を消去すれば、連続した気流路となる。空間を充填する合同の多面体で、最も単純なものは立方体（正六面体）である。著者らは、空間を立方体の集合で近似し、内部に経路長最短の分岐経路を作成するアルゴリズム、名付けて3次元迷路アルゴリズムをを考案した[4]。起点セルを定め、分岐点以外のすべての点を往復1回ずつ通過したのち、起点セルに戻ってくる経路を定めるものである。ある任意のセルから隣接する6個（左右、前後、上下）のセルへの経路を作れるのは、ループが禁止されているので、隣接セルがまだ経路として認定されていない場合に限る。経路を作れる可能性のあるセルを「活性化セル（activated cell）」と定義し、待ち行列（queue）に順番に格納していく。待ち行列の先頭にいるセルに対して1歩だけ路を作り、そのセルがまだ別の路を作る能力があれば、活性化セル（activated cell）として再定義して待ち行列の最後尾に格納する。また、新たにできた路のセルをさらにその後に格納する。そうして、活性化セルが0になったときに、空間充填分岐迷路が完成する。

　簡単な例として、3×3×1のセル集合の場合を示す（図7-1）。起点セルを左下隅のセルとする（step 1）。起点セルが路を作ることのできる方向は上と右と2つある。どちらでも構わないが、ここでは右が選ばれたとする。起点セルはまだ路を作れる可能性があるので、これが待ち行列の1番目に格納され、右側に位置するセルが待ち行列の2番目に格納される（step 2）。次に、起点セルから上に向かう経路が作られ、上に位置するセルが待ち行列の3番目に格納される（step 3）。起点セルにはもう路を作る能力がないので、待ち行列には格納されない。図7-1では、路を作る能力を失ったセルは濃い灰色で、活性化セルは薄い灰色で示してある。このようにして、路を作っていくと、最後にすべてのセルが路を作れなくない段階に至り（re-

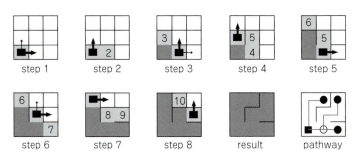

図7-1　亜細葉内気流路生成アルゴリズム

sult)、空間充填分岐迷路が完成する（pathway）。経路図では、起点セルが四角、終点セルが黒丸、分岐セルが白丸で示されている。ステップ1のように、作成可能な経路が2つ以上あるときは確率的に選択されるので、複数の経路が生成され得るが、「迂回禁止」という条件を付加することで、どの経路も最小の平均経路長と最大の内壁面積をもつことが保証されている。

図7-1で示したのは平面的な例であるが、立体でも同じアルゴリズムが用いられる。亜細葉の領域を立方体の集合で近似すれば、図7-2のような形状の亜細葉モデルが作成できる。なお、このモデルは立方体の壁の変形が施されて肺胞が備わったモデルになっている。

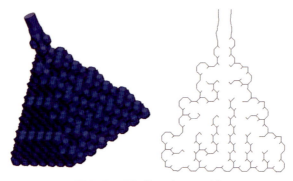

図7-2　亜細葉モデルの1例
左：外観、右：中央断面。

2-2　肺胞生成アルゴリズム

気流路を構成する立方体から8個の肺胞を生成する手順を説明する[5]（図7-3）。図の上段に概観図を、下段に立方体の後ろ1/4の断面図を示す。

まず、1個の立方体を$2^3 = 8$個の小さな立方体に分割する。そして、交互に配置する4個の立方体に対して、すべての面を内側に引き込んで縮める操作をする。そうすると、小さな立方体になる。残り4個の立方体に対しては、すべての面を外側に張り出し、膨らませる操作をする。この操作だけでは、張り出した部分が重なり合ってしまうので、12本ある辺を削って、それぞれが重なり合わないようにする。そうすると6枚の正方形と8枚の6角形からなる18面体になる。最後に、8個の多面体の境界部に、面分を配置して、2次隔壁を作る。その結果、2次隔壁で囲まれた18面体の一部が大きな肺胞になり、2次隔壁で囲まれた小さな立方体の一部が小さな肺胞になる。肺胞

に含まれない領域が固有肺胞管腔になる。なお、大きな肺胞と小さな肺胞は相対的なものである。実際の肺の組織標本では、肺胞は必ず肺胞管間隔壁を介して背中合わせに配置されているので、肺胞管間隔壁の位置がどちらかに片寄っていればそちら側の肺胞は小さくなり、反対側の肺胞は大きくなる。

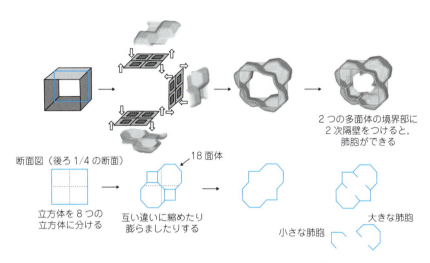

図7-3　立方体から8個の肺胞を生成する手順

第2章第4節で、肺胞管の折り紙モデルを紹介した。分岐肺胞管を折り紙で作るには、コンピュータモデルと同様、ユニットモデルを連結すればよい（図7-4）。

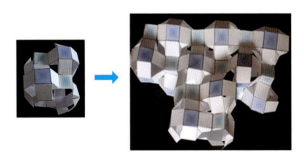

図7-4　分岐肺胞管の折り紙モデル

2-3　肺胞壁に毛細血管を備えた亜細葉モデル

図7-3では、肺胞壁は厚みのない面として表現されているが、実際には約10μmの厚みがあり、毛細血管や様々な細胞外基質からなっている。そこで、肺胞壁を四面体の集合としてモデル化し、血液が流れる領域とそれ以外の領域に分離すると、ガス交換シミュレーションが可能な肺胞構造モデルになる。非血液領域は、肺胞膜領域と結合組織領域にさらに分離される。血液領域は、すべての領域が互いに連結しているという条件を満たす（でなければ血液が流れない）。また、肺胞膜領域は、空気領域と血液領域の間に必ず介在するという条件を満たす（でなければ、肺胞出血や空気塞栓が起こる）。結合組織領域は、解剖学的に知られている弾力線維と膠原線維の配置を模して設定する。

図7-5に立方状の肺亜細葉モデルの例を示す。図7-3に示した肺胞管ユニットが5×5×5個並んでおり、1,000個の肺胞が含まれている。最大吸気位の容積は約16mm^{3}で、平均より少し小さいサイズである。最終呼吸細気管支（茶色）に伴走する肺細動脈（青色）が肺胞壁内の毛細血管に分岐し、亜細葉の辺縁に位置する肺細静脈（赤色）に集まる。割面図で肺胞壁の配置が観察できる。肺胞膜（灰色）で裏打ちされているはずの血液領域（紫色）が見えるのは、そこが断面だからである。結合組織（橙色）の輪状の構造が肺胞口である。断面の拡大図で、灰色の薄い層が、肺胞腔と毛細血管の間に介在しているのが確認できる。これが肺胞膜で、幅は約1μmである。なお、毛細血管の一般的なイメージは、10μm内外のチューブが網の目のようにつながった構造であるが、肺胞の毛細血管は、シート状の肺胞壁に埋め込まれているため、同じようにシート状に広がっており、結合織の支柱がところど

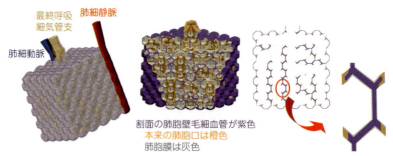

図7-5　毛細血管を備えた亜細葉モデル
左：外観、中央：割面、左：断面と拡大図。

ころに立っているような構造である。本モデルもそのようなシート状の毛細血管口腔になっている。

Kitaoka肺胞モデルは、肺胞管ユニットを複数個の多面体の集合として表現するもので、流体計算の際は、おのおのの多面体を等分に分割して四面体メッシュを作成していたが、肺胞壁内構造を付与するにあたって、多面体の分割を不等分とし、厚さ約10μmの血液領域と厚さ約1μmの肺胞膜領域を指定した。図7-6は、多面体の辺が11分割されている。図7-5の模式図は、最外側の2メッシュが血液領域（紫色）、その内側の2メッシュが肺胞膜領域（灰色）、最内側の3メッシュが空気領域（緑色）であることを示している。肺胞内の気流と毛細血管内の血流を計算するために最低限必要なメッシュ数と考えられる。図7-4のモデルの節点数は約780万である[3]。

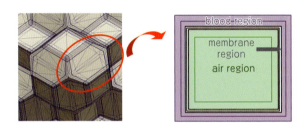

図7-6　肺胞壁の有限要素メッシュ
左：外観、右：模式図。

3　換気・血流・拡散シミュレーション

3-1　計算方法

亜細葉内で起こっているガス輸送は、空気と血液の2種類の流体が肺胞膜（および結合組織）という粘弾性体を介して接し、ガス分子がその間を拡散によって移動する複雑な現象である。2種類の流体とそれに接する生体組織との構造流体連成問題でもある。呼吸筋の活動によって胸腔内圧が変動し肺胞壁の粘弾性体が変形することで、空気領域の容積が変動し非圧縮性の気流が生じる。血液に関しては、右心室からの拍出によって、肺動脈から血液が流入し肺静脈に流出する。臨床的もしくは実験的に既知での物理量は、肺の

容積変動量、気流量、血流量、吸入気ガス分圧、肺動静脈血ガス分圧、肺動脈圧、肺胞内圧である。摘出肺組織片の物性は実験的にある程度計測可能であるが、切断された組織片では、生体内の肺胞構造とはまったく異なる立体構造を呈する。呼吸運動中の個々の肺胞壁の圧力分布を計算するのは、実際上、不可能に近い。そこで、肺胞の運動を既知として移動境界条件を与え、また、粘弾性体を相対速度0の流体として扱うことで、構造流体連成問題を流体問題に転換することとした[2]（使用ソルバー：AcuSolve、米国Altair Engineering社製）。

当初は、空気領域における気流計算と血液領域における血流計算を同時に行なっていた[2]が、介在する膜領域の存在によって流速分布が不正確になっていたため、本著では、気流計算と血流計算を個別に行ない、得られた時刻ごとの流速分布を用いて、O_2の移流拡散方程式を解くことにした。気流に関しては、移動境界による体積変化によって流速分布が与えられる。そして、得られた気流量と同じ容積流量の血流量を肺細動脈の入口面に与えると、換気血流比が1となる。また、当初は、O_2の血漿中への溶解度を考慮して血流量を実際の値の0.2%として計算した[2]が、本著では、溶解度を密度に変換して計算を実行した。O_2の血漿への溶解度は$0.00003 \times O_2$分圧（$= 0.003\% \times O_2$分圧）である。血液のヘマトクリット値を40%とすると、血漿は全血の60%である。そうすると、肺動脈中の血液の約0.07%（$= 0.6 \times 0.00003 \times 40$ Torr）がO_2分圧を空気とやりとりすることになる。したがって、実際は1 kg/Lである血液の密度を、仮想的に0.0007 kg/Lとすれば、100%の血液と100%の空気の間で、移流拡散方程式が成立する。ちなみに、大気の密度は約0.00125 kg/Lで、肺動脈血の仮想密度0.07%と近い値になっている。

移流拡散方程式には、血漿に溶解したO_2分子が赤血球内に移行してヘモグロビンと結合する過程は含まれていない。O_2分圧が100 Torr以上だとヘモグロビンはほぼ飽和しているため、それ以上、ヘモグロビンと結合するO_2はほとんどないが、O_2分圧が低値の場合はヘモグロビンによるO_2の捕捉が起こるので、O_2分子は血漿から赤血球内に大量に移動する。ヘモグロビンと結合するO_2の量は、（1－ヘモグロビンのO_2飽和度）に比例し、O_2飽和度はO_2分圧によって決定される。したがって、血液中のO_2の拡散係数をO_2分圧によって変化させれば、ヘモグロビンとの結合を近似的に表現できる。具体的には、O_2分圧が100 Torr以上ではO_2の拡散係数を水中と等しくし（$0.0025 mm^2/s$）、O_2分圧が0の場合は、空気中の拡散係数（$20 mm^2/s$）と等しくし、その間をヘモグロビンの解離曲線に沿って内挿した。これらの

方法を導入した計算の結果は、数値は若干異なるものの、文献2)で示した計算とおおむね同じ結果になった。本節では、新たな方法による結果を示す。

換気モードは安静呼気位から全肺気量位まで2秒間定速で吸息し、2秒間定速で安静呼気位まで呼息する、とした。吸入気のO_2分圧を150 Torr、肺動脈血のO_2分圧を40 Torrとして、時々刻々のO_2分圧分布を算出した（時間刻み0.05秒）。初期条件として亜細葉内のいたるところ、空気領域も血液気領域も組織領域もO_2分圧100 Torrとし、O_2分圧の呼吸中変動が一定になるまで呼吸サイクルの計算を繰り返した。

3-2 計算結果

最初に、呼吸サイクルの亜細葉の全体像を示す（図7-7）。

最終呼吸細気管支を出入りする気流を赤色、肺細動脈から流入する血流を

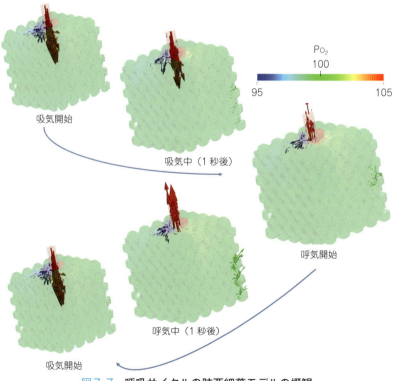

図7-7 **呼吸サイクルの肺亜細葉モデルの概観**

青色、肺細静脈に流出する血流を緑色の矢印で示している。亜細葉の容積増加とともに最終呼吸細気管支から空気が流入し、容積減少とともに空気が流出する。肺細動脈の流入部では、吸気呼気を通して一定の血流があるが、肺細静脈へ流出する血流は、吸気相で少なく、呼気相で増加する。これは、細葉の容積変化に伴い、毛細血管の容積も変化するためである。吸気呼気の平均をとれば、血液の流入量と流出量は等しい。亜細葉の外表面のO_2分圧をカラー表示している。亜細葉の入口付近（肺門部にちなんで、以後、門部とよぶことにする）以外は、呼吸サイクルを通じてO_2分圧はほとんど変化していないのがわかる。

図7-8は、呼吸細気管支と肺細動脈の入口部、および肺細静脈との連結部を含む対角断面図で、吸気中間の流速分布を色調と矢印で示したものである（亜細葉の構造自体が呼吸運動によって移動変形するので、流体の運動速度は流速の絶対値から構造の変位速度を差し引いた値になる）。左側は断面全体、右側は一部を拡大した図である。流速のスケールは、左側では20 mm/s以上が赤色、右側では2 mm/s以上が赤色で表示されている。中段の図は気流分布のみ、下段の図は血流分布のみを示している。

最終呼吸細気管支から空気が流入し、向かって左側に位置する肺細動脈から血液が流入している。右下半に位置する毛細血管は肺細静脈につながっている。門部では、気流は20 mm/s以上で、血流も5 mm/sを超える。肺胞管や毛細血管の分岐によって流路の断面積が増加すると、流速は低下する。ただし、肺細静脈への流出部付近になると、血流は再び増加する。図7-8中段で、気流の速度が2 mm/s以上の部は、肺胞嚢に至る前の肺胞管腔である。肺胞口を通過する部で流速が増加しているが、その速度は0.5 mm/s程度で、肺胞壁の移動速度（約0.3 mm/s）と同じオーダーの速度である。肺胞領域内の肺胞気のO_2分子の輸送は、気流ではなく拡散（拡散係数=20 mm/s^2）が担っていることがこの図から理解できる。肺胞気の気流分布は良好に算出されているが、肺胞壁内の血流の速度にはばらつきが大きい。これは、毛細血管が急角度に屈曲していたり、背中合わせに接する肺胞壁の境界が毛細血管内に残存しているなど、モデル作成の不備が原因である。しかし、実際の肺胞壁毛細血管内の流れも、流路幅に匹敵する大きさの赤血球を混じた複雑な流れであるから、実際の血流とさほど大きな乖離はないと考えられる。

図7-9Aは、正常状態における肺胞気と毛細血管血の平均O_2分圧の時間経過のグラフである。便宜上、肺胞気、血液、肺胞膜のすべてのO_2分圧を100 Torrに設定したうえで（初期値という）、気流と血流を開始し、呼吸サ

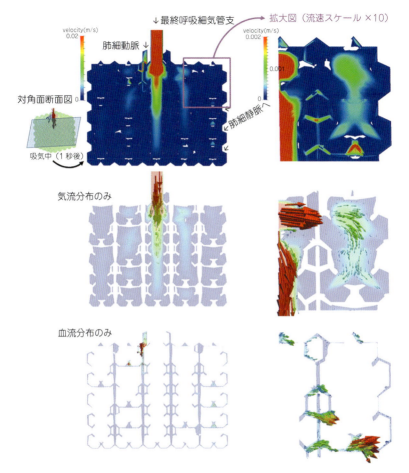

図7-8 吸気中の亜細葉内の流速分布（中央対角断面）

イクルによる変動が定常に至るまで計算したものである。1呼吸ごとに少しずつ変化していき、40秒後に呼吸サイクルがほぼ定常状態（毛細血管内血平均O_2分圧＝99.8 Torr）に至っている。肺胞気毛細管血O_2分圧較差は0.3 Torr程度、呼吸性変動も0.3 Torr程度である。

図7-9Bは定常状態の吸気開始時（左）と吸気終了時（右）におけるO_2分圧の分布である。全体像のカラースケール（95〜105）と断面像のカラースケール（99〜101）は異なるので、ご注意願いたい。全体像でわかるように、吸気呼気ともに、門部を除くほぼ全域でO_2分圧は95〜105 Torrにある。吸

第7章 埋め込み型人工肺は作れる　109

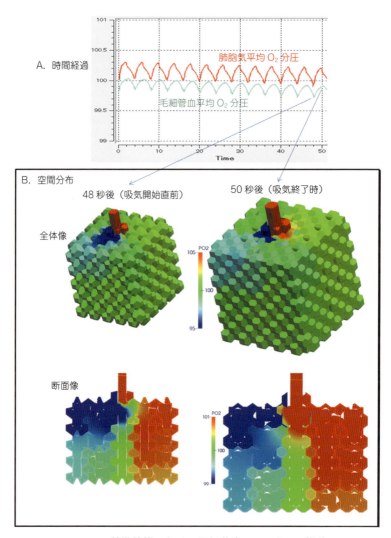

図7-9 基準状態における亜細葉内のO₂分圧の推移

入気 O_2 分圧（150 Torr）と肺動脈血 O_2 分圧（40 Torr）の差に比べると、極めて均等かつ安定した分布である。断面像で詳しく見てみると、肺動脈血が流入する側とその反対側で O_2 分圧に 2 Torr 以上の差がある。また、肺胞管間隔壁をはさんで、O_2 分圧が明瞭に異なっている。肺胞気内の O_2 分子の拡散が、肺胞壁によって阻まれていることがわかる。

図7-9Bの吸気開始時と吸気終了時を比較すると、O_2分圧が変化しているのは門部だけで、その他の部分では、O_2の移動は起こっていないように見える。しかし、図7-7に示したように、気流も血流も亜細葉内全域に存在しているので、肺胞気、血液に含まれるO_2分子も当然ながら移動しているはずで、亜細葉に流入した血液のO_2分圧は、亜細葉内を流れる間に40Torrから100Torrに変化して、肺細静脈に還流している。どこでどのようにしてO_2の移動が起こっているのだろうか？　それを理解するために、第1回、第2回目の呼吸サイクルの様子を詳細に見てみよう（図7-10）。

　吸気が始まると（図7-10、1-1）、細気管支から高O_2分圧（150Torr）の空気が流入するが、肺細動脈から流入した低O_2分圧（40Torr）の血液と接してほぼ瞬時に中和されるので、両者ともに95～105TorrのO_2分圧に変わる（150と40の加算平均値の95に近い）。門部では気流も血流も流速が大きいので、完全に平衡するのではなく、赤い肺胞気の間に線状の青い毛細管血が垣間見える。それ以外の部では、流速が低下し、拡散が進むことで、相接する肺胞気と毛細管血のO_2分圧は等しくなり、肺胞気から毛細管血へのO_2の移動はほとんどない。

　呼気相では細気管支からのO_2の供給が途絶えるため、肺細動脈から常時流入する血液の影響で、門部のO_2分圧は低下する（図7-10、1-3）。しかし、肺胞気から毛細管血へのO_2の移動が停止するのではなく、呼気中も行なわれる。亜細葉末梢から呼吸細気管支に向かう呼気流のO_2分圧は約100Torrで、門部に流入する血液のO_2分圧は40Torrであるから、吸気中ほどではないものの依然として大きな分圧差がある。従来の呼吸生理学では、呼気中にもガス交換がなされる鳥類の肺に比べて、哺乳類の肺は性能が低いとされてきたが、哺乳類の肺も、呼気中にもガス交換はなされている。

　呼気中は、門部の左側、つまり、肺動脈が流入する側でO_2分圧の低下が大きいが、その反対側では、吸入気の影響で増加したO_2分圧が残存している（黄色の部分）。呼気終了時（図7-10、1-4）のO_2分圧の分布は、呼吸サイクルの開始時（図7-10、0-0）と比べて、明らかに不均等になっている。2回目の呼吸サイクルでは、前回の呼吸サイクルで生じた不均等が拡大していき（図7-10、1-4）、最終的には、図7-9B右図のような分布になって、安定する。

　以上の知見をまとめると、肺細動脈から流入して右端の肺細静脈に還流する血液のO_2分圧は、門部で100Torr前後に一気に上昇し、その後、亜細葉内を巡る間に2Torr程度、追加的に上昇する、ということになる。空気か

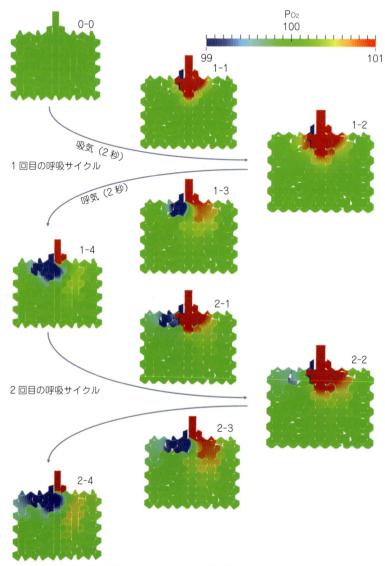

図7-10 呼吸サイクルにおける亜細葉内のO₂分圧の経時変化

ら血液へのO₂分子の移動の主戦場は亜細葉の門部であり、その他の部分は、ガス分圧を安定に維持するための緩衝地帯であり、O₂需要の増加に備える予備領域であるといえる。運動や発熱などでO₂需要が増加すると、気流と

血流の流速が大きくなるので、主戦場が末梢領域にも拡大するからである。

　上記のシミュレーションでは、いたるところ100 Torrから出発したが、どのような値から出発しても、やがては、同じ呼吸サイクルに至る。図7-11は、いたるところ40 Torrとした場合の計算結果で、呼吸停止の状態にほぼ相当する。このシミュレーションでは、呼吸開始後に急速にO_2分圧が上昇し、60秒で56 Torrまで回復している（吸入気のO_2濃度を上げれば、もっと速やかに回復する）。吸入気とともに亜細葉内に流入したO_2分子が、亜細葉内の空気と血液のO_2分圧を増加させつつも、基準状態と同様の呼吸性変動（図7-11上段のグラフ）と分布不均等（図7-11下段の断面図）を呈しているのがわかる。

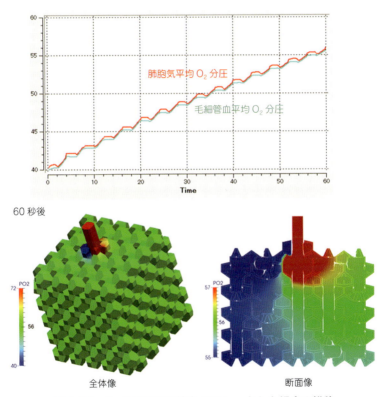

図7-11　O_2分圧の初期値を40 Torrとした場合の推移

肺胞膜の厚さを10倍（約10μmに相当）にしたモデルでは、基準モデルと比べてほとんど違いはなかった。第4章でも説明したように、肺胞膜におけるO_2分子の輸送障害は、臨床的にはまったく問題にならないことが本シミュレーションでも確かめられた。

　次に、肺血流量を変えて計算したところ、肺胞気O_2分圧も血中O_2分圧もともに、血流量と逆相関の関係になった。肺血流量が多いと、肺胞気から移動したO_2が血流によってどんどん運び去られるためである。当然、肺拡散能（D_{LCO}）も増加する。肺血流量の増加によってO_2分圧が低下しても、吸入気流量が変化しなければ、単位時間当たりに輸送されるO_2の総量（＝血流量×肺細動静脈間のO_2濃度の差）は同じである。また、肺血流量の増加に見合う換気量の増加があれば、O_2分圧の低下はなく、単位時間当たりに輸送されるO_2の総量は増加する。同様に、肺血流量が低下してO_2分圧が上昇しても、輸送されるO_2の量は増加しない。なお、単なる血流量の低下ではなく、肺内シャントが原因で有効肺血流量が減少する場合は、酸素化されない肺動脈血が肺静脈に流入するので、肺静脈血のO_2分圧は著明に低下する。

　最後に、亜細葉内の肺胞壁をすべて取り除き、周辺の壁だけにしたモデル（肺胞表面積は46％）を作成して、同様のシミュレーションを行ったところ、既存の教科書の説明に反して、肺胞気も血液もO_2分圧が5Torr以上増加した（図7-12）。基準モデルでみたように、門部以外の肺胞壁におけるO_2の移動は微々たるものであるから、その部分が欠落してもガス交換は障害されない。逆に、肺胞壁が消失したことで肺胞気内の拡散が促進されたことが、O_2分圧の上昇をもたらしたと考えられる。亜細葉内部のO_2分圧の分布は、基準モデルの場合（図7-9B）と同様の狭い範囲（平均値±1Torr）に限定されている。ガス交換の主戦場はこの場合も門部である。

　しかし、このモデルでは、毛細血管の総断面積が減少したため、基準モデルと同じ血流量を維持するために、肺細動脈入口の圧を約3倍に増加しなければならなかった。著者の亜細葉モデルでは、背中合わせで接する肺胞壁の毛細血管が癒合して2倍の幅をもつ毛細血管になるため、辺縁の肺胞壁の毛細血管は、内部の毛細血管の半分の幅しかない。あらかじめ辺縁の毛細血管の幅を2倍にしておけば、駆動圧の増加は1.5倍程度になると考えられる。

　毛細血管の総断面積の低下は、臨床的に「肺血管床の減少」とよばれている状態に相当する。肺血流量を維持しようとすると肺高血圧になり、肺動脈圧が同じであれば肺血流量の低下を招く。いずれも肺気腫に付随する所見で

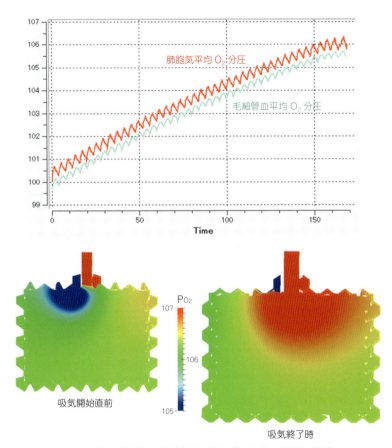

図7-12　亜細葉内肺胞壁欠損モデルのO₂分圧の推移

ある。従来、肺気腫における肺拡散能（D_{LCO}）の低下は肺胞表面積の低下が原因とされてきたが、肺血管床の減少による肺血流量の低下が真の原因であると考えられる。実際、肺気腫において問題となる血液ガス異常は、いわゆる拡散障害のパターンではなく、CO_2が蓄積する2型呼吸不全である。微細な肺胞構造は、ガス交換のためにあるのではなく、弾性復元力を獲得するためにあり、肺気腫では弾性復元力が失われるために低換気になると考えると辻褄があう。生体で生成できる弾力線維の物性では、換気に必要な弾性復元力を獲得するには微細な空間分布が必要なのであろう。網タイツではなくストッキングの戦略である。

図7-11のモデルは、1つの亜細葉が1つの肺胞に置き換わったのと同様の構造である。サイズにして20倍、容積にして8,000倍の巨大（!）肺胞であっても、生体の弾性線維よりも強力な弾性をもつ人工線維を用いれば、生体維持に必要な換気とガス交換が可能と考えられる。このサイズであれば、肺胞壁の厚さは0.2mmであるから、現在臨床で用いられている中空糸のシートで作成可能なのではないだろうか。哺乳類の肺胞は内分泌腺の腺房が起源であるから、ループのないツリー構造をなしているが、人工的に作成する場合は、ループが許容され得る。つまり、内部還流型ECMOと同じような構造であってもかまわない。実際の肺胞と同じ構造を備えていなくても、折り目のあるシートを組み合わせれば、換気と血流の双方を実現するシステムを作成することは可能である。

4　埋め込み型人工肺が備えるべき条件

移植肺のように胸郭内に埋め込んで使用する人工肺は、ガス交換だけでなく換気能も要求される。仮に、なんらかの方法で、移植肺に匹敵する人工肺が作成できたとしよう。そして、重症肺不全患者の、機能を失った肺葉が切除され、そこに人工肺が埋めこまれるとしよう（図7-13）。

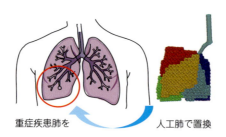

図7-13　埋め込み型人工肺による肺葉の置換

患者の気管支と人工肺の気管支が縫合されると、吸入気が人工肺に流入するが、これだけでは換気はできず、人工肺の表面を患者の胸壁と密着させなければならない。

哺乳類の肺は臓側胸膜という結合織の膜で包まれており、胸壁を裏打ちする壁側胸膜との間の狭い空間（胸腔という）に存在する少量の胸水が薄い液

層を形成している（図7-14）。

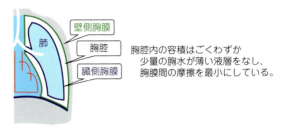

図7-14　臓側胸膜と壁側胸膜の関係

　胸壁は呼吸筋の活動で変形し、肺は気流と肺の弾性で変形するので、呼吸中に、胸壁の表面と肺の表面が同じように変位するとは限らない。そこで、胸水の薄い液層が臓側胸膜と壁側胸膜の間に介在し、摩擦を最小限にとどめている。したがって、人工肺の形状を、患者の胸郭の形状に近似し、かつ、表面を臓側胸膜と類似の物性の膜で包む必要がある。ひとたび人工胸膜と壁側胸膜が密着すれば、患者の呼吸運動に追随して、換気がなされる。外部の動力は不要である。

　肺血流に関しては、患者の肺葉動脈と肺葉静脈を人工肺のそれと縫合すれば、患者の心拍動により循環が成立する。こちらも外部からの動力は不要である。

　人工肺胞表面におけるガス交換は、前述したシミュレーションの結果によると、肺葉を巨大肺胞からなる人工肺葉に置換すれば、安静時のO_2需要を賄えると予想される。たとえば、図7-13のように右肺下葉を置換する場合、人工肺容積1.5L、肺胞径5mm、肺胞個数12,000、肺胞壁の厚さ＝0.2mm、総表面積は約1m^2となる。O_2吸入と残存肺によるガス交換を加えれば、日常生活を維持するガス交換は可能と予想される。

　現時点では、人工気管支に異物の排出機能を付与する方法は考案していないが、定期的な内視鏡下気管支肺胞洗浄で、貯留した痰や異物の除去が可能と考えられる。

5　埋め込み型人工肺を作ろう

　山中伸弥教授のiPS細胞の発見以来、再生医学に対する期待は年々高まっ

ている。人工臓器開発よりも再生医学による臓器再生の研究が重要視されている感がある。しかしながら、現時点で実用化の目途が立っている臓器再生は、皮膚や網膜、心筋シートといった2次元的な構造で、3次元構造をもつ組織の再生はいまだ実験段階にとどまっている。特に肺は、複雑微細な立体構造であることに加えて、出生前後でその環境が激変する。再生医療の技術で作成し得る肺組織は胎児肺に類似の構造であるから、出生前後の変化を人工的に再現する技術を確立しなければ、生体内で機能する肺胞構造を再生することはできないであろうと考えられる。それに比べると、埋め込み型人工肺が越えなければならないハードルははるかに低い。肺線維症や肺気腫、肺高血圧症など、肺移植以外に治療法のない重症肺不全患者にとって、埋め込み型人工肺は実現可能な望みになり得る。

気道樹と肺実質のコンピュータモデルは作成されており[6]、また、不完全ながら肺動静脈モデルも作成されている[7]（図7-15）。

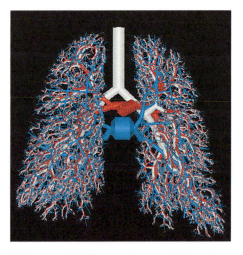

図7-15　肺血管のコンピュータ3Dモデル

したがって、3Dプリンターを利用して患者の体型にあった人工肺を合成樹脂で作成することは可能である。人工肺の運動に関しては、折り目の部分に特殊な材料を指定するなど、折り紙工学の技術を用いて実用化することが可能と考えられる。埋め込み型人工肺の実現に向けて、関連分野の方々の参入を切に願う。

【 文　献 】

1) West JB, Luks AW. West's Respiratory physiology: the essentials. 10th ed. Philadelphia: Wolters Kluwer, 2016.
2) 北岡裕子．4D肺亜細葉モデルによる気流・血流・拡散シミュレーション．バイオエンジニアリング講演会講演論文集　2016; 28th: ROMBUNNO.1E26.
3) 北岡裕子．気流血流拡散シミュレーションに基づいた埋め込み型人工肺の設計．バイオエンジニアリング講演会講演論文集　2017; 29th: ROMBUNNO.1B25.
4) Kitaoka H, Tamura S, Takaki R. A three-dimensional model of the human pulmonary acinus. J Appl Physiol 2000; 88: 2260-8.
5) Kitaoka H, Nieman GF, Fujino Y, et al. A 4-dimensional model of the alveolar structure. J Physiol Sci 2007; 57: 175-85.
6) Kitaoka H, Takaki R, Suki B. A three-dimensional model of the human airway tree. J Appl Physiol 1999; 87: 2207-17.
7) Kitaoka H. Computational morphology of the lung and its virtual imaging. Eur J Radiol 2002; 44: 164-71.

COLUMN 7-1　諏訪紀夫先生の『病理形態学原論』

　東北大学の病理学の教授であられた諏訪紀夫先生は、病理形態学に数理的な手法を導入された、世界的にも稀有な病理学者である。『病理形態学原論』（東京：岩波書店、1981年刊）は、1978年に東北大学を退官された後に上梓された。第1章は「Goetheと形態学」という、病理学の書籍に似つかわしくない表題から始まっている。内容もGoethe（ギョエテでもゲーテでもなくGoethe）の原文のドイツ語と諏訪先生の和訳文が交互に並ぶ体裁で、まことに読みづらい。それでも「形とはなにか」という問いに囚われていた私には、バイブルのような貴重な書籍だった。

　私自身は、学生時代の大学の講義以外には諏訪先生にお目にかかったことはなかった。1994年、実家の病院を辞してベルン大学のWeibel教授の研究室に留学する前に、一度お目にかかりたいと思い、東北大学加齢研病理の高橋徹教授にご紹介いただき、東京のご自宅に伺ったことがある。高橋先生は、「諏訪先生は御病気のために寡黙になられており、あなたの話を聞いてくださるかどうか心配だ」とおっしゃっていたが、「お目にかかるだけで結構ですから」とお願いしたところ、日程を調整してくださった。諏訪先生の御著書に感銘を受け、自分も形態と機能を結ぶ数理研究を行なっている旨をお伝えしたのだが、高橋先生の予想通り、諏訪先生との会話は進まなかった。約束の面談時間が終わりそうになったので、「先生は今何に興味をお持ちでしょうか」とお尋ねしたところ、「自分はいま、時間とは何かについて考えている」と答えられた。ご専門の形態学から離れて、時間についての哲学的な瞑想をしておられるのだと、そのときは受け止めた。

　5年前、知人から諏訪先生の『器官病理学』を読みたい旨のメールが届いた。手元にある『器官病理学』を知人に郵送した際に、本棚の隣にあった『病理形態学原論』を久しぶりに読み返した。そして、先生の関心の対象は、動きのない平衡状態の形態に限定されていたことに気がついた。病理標本には時間がない。先生があのとき言われた「時間」とは、病理学が取り戻すべき時間のことだったのだろうか。

COLUMN 7-2　天動説と地動説

　天動説は地球を中心に太陽を含めすべての天体が動いているという説で、地動説とは太陽を中心に地球と他の惑星が動いているという説である。座標の原点を地球に置くか、太陽に置くかの違いであるから、天動説もあながち間違いではないように思われる。実際、我々の日常感覚からすれば、大地は不動であり、太陽や星々が動いている。仮に我々が、太陽系を外から眺める視点を得ることができたら、太陽を中心に惑星たちが整然と楕円軌道を描いているのを目のあたりにするだろう。

　コペルニクス（1473-1543）は地動説の提唱者とされているが、地動説自体は、そのおよそ2000年前の古代ギリシアにもあった。アリスタルコスは、太陽が東から西に動くのは地球が自転しているからだと主張したが、なぜ、真上に放り上げた物体が同じ場所に落ちるのか、という問いに答えることができなかったという。一方、天動説の学者たちは、数学的な手法を駆使して惑星の軌道をかなりの精度で予測することに成功した。紀元2世紀にプトレマイオスが天動説の立場から体系的な教科書を編纂し、以来、1400年間、地動説を表舞台で唱える天文学者はいなくなった。しかし、アラビア語の書物を通して古代ギリシアの地動説を学んだ学者は皆無ではなく、コペルニクスもその一人だった。

　コペルニクスの『天球の回転について』（1543年）では、惑星の公転軌道は正円とされていたため、軌道予測の精度はプトレマイオス天文学よりも劣っていたとされている。ケプラーが楕円軌道であることを明らかにし（1609年）、ニュートンが万有引力の法則として体系化して（1687年）、ついに地動説による天文学が完成した。コペルニクスからおよそ150年後である。呼吸器研究のこれからを担う若い人々の中から、ケプラーやニュートンが10倍速（！）であらわれてくれることを願う。

付 録

肺胞折り紙モデルの作り方

　本付録は、前著『コペルニクスな呼吸生理』付属のDVDに収録した内容を再掲したものである。

　肺胞系の実体モデルを折り紙で作成する方法を説明します。4D肺モデラーが生成する肺胞系モデルとほぼ同じです。コンピュータモデルと違い、折り紙モデルは自分の手で作り、自分の手で動かすことができます。折紙モデルを両手で持って動かすと、空気が動いて掌に当たるのが感じられます。

1　折り紙用紙のコピー

　126ページと127ページの展開図を厚め（0.12～0.15mm）のA4用紙にコピーします。126ページからは胎児肺胞管モデル（肺胞口が未形成）が、127ページからは成体肺胞管モデル（肺胞口あり）が作成されます（成体肺胞管モデルを折り紙で作る手順はかなり複雑なので、肺胞系の形態形成のプロセスを理解していただくために、胎児肺胞管モデルを加えました）。おのおのの図形をはさみで切り出し、黒線は山折り、赤線は谷折りにします。
　折り紙は、正方形の紙に対して「折る」という操作だけを行うのが正統で、切れ目を入れたり、のりでくっつけるのは邪道（？）です。しかし、このモデルの本質は、折り目の角度によって構造が可逆的に変化することですので、「折り紙モデル」と名乗ることをお許しいただけることと思います。

2　肺胞モデルの作成（図1）

　図1左端に示した図形は、127ページにある肺胞折り紙用紙と同じです。これを切り出して、折り目をつけて、隣りあう辺同士をセロテープでくっつけると、薄赤色の部分がつながって輪になります。これが肺胞口です。肺胞口の折り目とセロテープのつなぎ目を畳み込んでいくと、肺胞口が縮まると

ともに、肺胞全体も小さくなっていき、ついには、肺胞口の内縁が一点に集まって、口が閉じます（図1右端）。

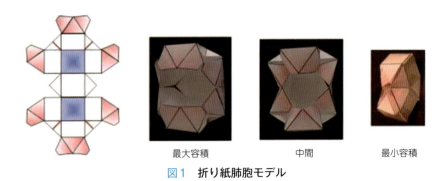

最大容積　　　　　中間　　　　　最小容積

図1　折り紙肺胞モデル

3　胎児肺胞管モデルの作成

　胎児期の肺胞管はでこぼこした壁をもつ管で、肺胞構造ができるのは、誕生1カ月前からといわれています。でこぼこ管の稜から新たな肺胞壁が生えだして、肺胞口が形成されることで肺胞構造が完成します。

　126ページにある2本の帯状の構造は、でこぼこ管を開いた形に相当します。緑の2つの正方形の部分が「でこ」、それ以外の青い2つの正方形を中心とする部分が「ぼこ」に相当します。この部分は、図1左端の図から肺胞口部分を差し引いたものとほぼ同じです。「でこ」と「ぼこ」が互い違いに並ぶように辺同士をくっつけて、最後に帯の両端をくっつけると、図2左の構

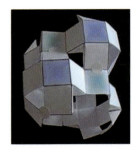 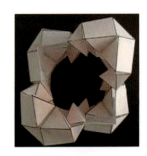 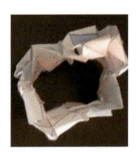

図2　折り紙肺胞管モデル
左：胎児肺胞管モデル、中央：成体肺胞管モデル、右：肺胞虚脱。

造ができあがります。立方柱の4枚の壁がでこぼこに変形した構造です。壁の中央に隙間ができていますが、この隙間の形を変えることで全体の形が変わります。もちろん、実際の胎児肺胞管にはこのような隙間はなく、肺胞壁がつながっています。

4 成体肺胞管モデルの作成

　胎児肺胞管モデルに肺胞口を追加すれば図2中央の成体肺胞管モデルになります。しかし、直接肺胞口をくっつけるのは至難の技です。そこで、127ページにあるように、あらかじめ肺胞口をくっつけた「ぼこ」を用意しておいて、「でこ」とくっつけていくと、図2中央の構造ができます。

　肺胞管ユニットには全部で8個の肺胞がありますが、肺胞口のある「ぼこ」の肺胞は4個だけです。「でこ」の部分は、周囲の「ぼこ」の肺胞の肺胞口で囲まれているため、同じような形に見えます。総肺気量位の状態では、簡単には両者は区別できませんが、肺胞口が閉じると、「でこ」の部分はつるんとした肺胞管の壁の一部になってしまいます。

　折り紙モデルとコンピュータモデルには細かな違いがいくつかあります。コンピュータモデルの肺胞口は、折りたたまれるのではなく、弾性膜のように収縮します。しかし、折り紙モデルも、折り目をもっと細かくすれば、弾性膜のように伸縮します。コンピュータモデルでは、呼吸サイクルの間、どの方向の肺胞管ユニットとも隙間なく連結できるよう、肺胞口以外の部分も伸縮していますが、折り紙モデルでは面分の形は不変です。

4D 肺胞管（簡単バージョン 肺胞口なし）

A

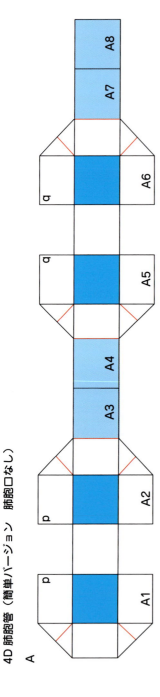

B

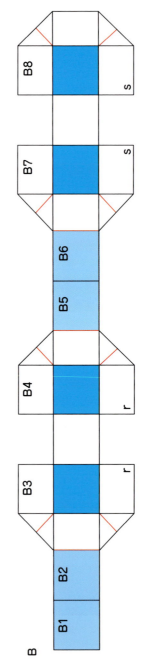

①帯AとB帯を切り抜く。
②黒線を山折、赤線を合折りする。
③AとBの同じ番号の辺をテープで接着する。
④おのおのの帯の両端の辺を接着する。
⑤p、q、r、sの頂点を接着する。

4D 肺胞管（本格派バージョン）

①すべてのパーツを切り抜き、黒線を山折り、赤線を合谷折する。
②大きなパーツの赤い部分を接着し、輪状にする。
③大きなパーツと小さなパーツを交互に接着し、2本の帯を作る。
④簡単バージョンの③、④と同じように辺を接着する。

＊水色の面を硬い材質にすると動きがよくなる

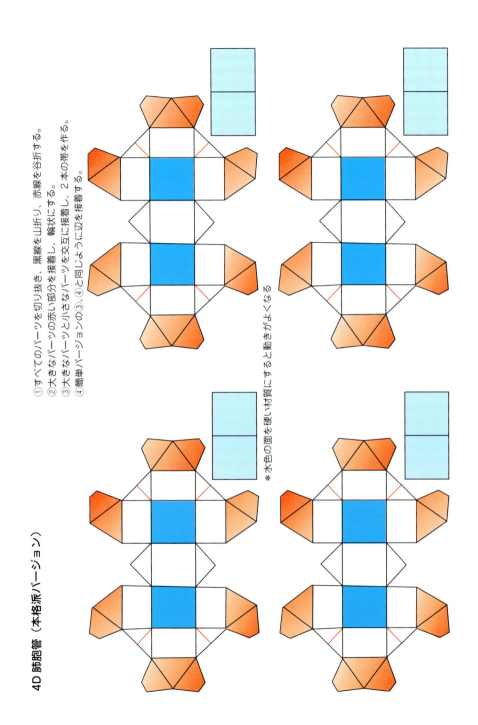

付録　肺胞折り紙モデルの作り方　127

■索 引■

和 文

【あ】
亜細葉 ……………………18
亜細葉内気流路生成アルゴリズム ……………100
移動境界条件 ……………64
移流拡散 ……………48, 50
陰圧換気 …………………59
埋め込み型 ………………99

【か】
解剖学的死腔 ……………10
拡散 ………………………45
拡散障害 ……………40, 53
拡散抵抗 …………………47
拡散能 ……………………46
ガス交換の最小単位は亜細葉 ………………19, 100
換気 ………………………1
含気 ………………………44
換気血流比 ………………31
換気効率 …………………11
間質性肺炎 …………40, 53
気管虚脱 …………………70
気道虚脱 …………………70
機能的残気量位 …………2
急性呼吸窮迫症候群 ………………………24, 79
強化拡散 …………………82
気流量 ……………………43
計算流体力学 ………61, 99
広域周波オシレーション法 …………………………70
高頻度換気 ………………79
高頻度換気法 ……………6
呼吸細気管支 ……………17

呼吸商 …………………1, 3

【さ】
サーファクタント ………18
死腔 ……………5, 10, 31, 34
死腔の洗い出し効果 ……12
死腔容積 …………………5
死腔率 ……………………10
シャント ……………31, 35
シャント効果 ……………54
縦隔内気道 ………………70
終末細気管支 ……………17
人工肺 ……………………59
侵襲的陽圧換気 …………59
生理学的死腔 ……………10

【た】
弾力線維 …………………22
鉄の肺 ……………………59

【な】
ナビエ・ストークス方程式 …………………………63

【は】
肺気量 ……………………4
肺細葉 ……………………17
肺線維症 …………………25
肺内シャント ……………38
ハイフローセラピー ……59
肺胞 ………………………17
肺胞折り紙モデル …………………23, 24, 123
肺胞管 ……………………18
肺胞換気 …………………3
肺胞換気量 ………………82
肺胞管の折り紙モデル 103
肺胞気式 …………………3
肺胞気動脈血酸素分圧較差 …………………………39
肺胞気と動脈血のO_2分圧較差 …………………4
肺胞虚脱 …………24, 39, 54
肺胞口 ………………20, 21
肺胞死腔 …………………10
肺胞上皮 …………………18
肺胞生成アルゴリズム 100
肺胞入口輪 ………………21
肺胞囊 ……………………18
肺胞壁 ……………………18
肺胞膜 ……………………19
肺胞毛細管ブロック ……39
肺保護換気 ………………79
非圧縮性流体 ……………63
非侵襲的陽圧換気 ………59
びまん性肺胞傷害 ………79
ベルヌイ効果 ……………71

【ま】
膜型人工肺 ………………99
膜様部 ……………………70
末梢気道閉塞 ……………23
慢性閉塞性肺疾患 ………22

【や】
有限要素法 ………………63
輸送 ………………………45
陽圧換気 …………………59

【ら】
流速 ………………………9
流体 ……………………3, 8
流体力学 …………………8
流量 ………………………9
連成計算 …………………64

索 引 129

数字・欧文

【数】

1回換気量 ……………………5

【欧】

AaDo$_2$ ……………………… 4
ARDS ……………… 24, 25, 79
augmented diffusion ……82
CPAP …………………………73
DAD ………………… 79, 81
ECMO ……………………99
HFV ……………………82
Kohn 孔 …………………22
N$_2$ 洗い出し曲線 …………22
NPPV ……………………59
Péclet 数 …………………52

【著者略歴】
北岡 裕子（きたおか ひろこ）

- 1955 年　鳥取県にて出生
- 1980 年　東北大学医学部卒業．呼吸器内科医として一般病院で診療に従事
- 1992 年　鳥取大学病理学教室より医学博士号取得（肺内構造の 3 次元再構成）
- 1994 年　ベルン大学解剖学教室客員研究員（Ewald Weibel 教授）
- 1995 年　ボストン大学生体工学部呼吸器科客員研究員（BelaSuki 教授）
- 1996 年　東京農工大学大学院工学研究科機械システム工学科後期博士課程入学（高木隆司教授）
- 1998 年　同修了，工学博士号取得（ヒト気道 3 次元モデル）
- 1999 年〜2008 年　アイオワ大学，大阪大学，理化学研究所にて，計算呼吸器学の研究に従事
- 2008 年〜株式会社 JSOL エンジニアリング事業部学術顧問，現在に至る

かわる！ わかる！ おもしろい！
コペルニクスなガス交換
毎日の臨床検査から 夢の埋め込み型人工肺まで　　　＜検印省略＞

2018 年 4 月 18 日　第 1 版第 1 刷発行

定価（本体 3,400 円＋税）

　　　　　監修者　氏　家　良　人
　　　　　著　者　北　岡　裕　子
　　　　　発行者　今　井　　　良
　　　　　発行所　克誠堂出版株式会社

〒 113-0033　東京都文京区本郷 3-23-5-202
電話 (03)3811-0995　振替 00180-0-196804
URL　http://www.kokuseido.co.jp

ISBN978-4-7719-0499-6　C3047 ￥3400E　　印刷　株式会社 新協
Printed in Japan ©Yoshihito UJIKE, Hiroko KITAOKA, 2018

- 本書の複製権・翻訳権・上映権・譲渡権・公衆送信権（送信可能化権を含む）は克誠堂出版株式会社が保有します．
- 本書を無断で複製する行為（複写，スキャン，デジタルデータ化など）は，「私的使用のための複製」など著作権法上の限られた例外を除き禁じられています．大学，病院，診療所，企業などにおいて，業務上使用する目的（診療，研究活動を含む）で上記の行為を行うことは，その使用範囲が内部的であっても，私的使用には該当せず，違法です．また私的使用に該当する場合であっても，代行業者等の第三者に依頼して上記の行為を行うことは違法となります．
- JCOPY ＜(社)出版者著作権管理機構　委託出版物＞
本書の無断複写は著作権法上での例外を除き禁じられています．複写される場合は，そのつど事前に(社)出版者著作権管理機構（電話 03-3513-6969，Fax 03-3513-6979，e-mail：info@jcopy.or.jp）の許諾を得てください．